妈妈, 开刀我不怕

一个先天性胫骨假关节患儿的手术亲历

谢鑑辉　易银芝　主编

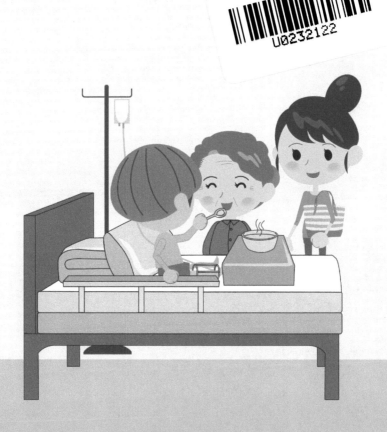

学苑出版社

图书在版编目（CIP）数据

妈妈，开刀我不怕:一个先天性胫骨假关节患儿的
手术亲历 / 谢鑑辉，易银芝主编. -- 北京:学苑出版
社，2020.10

ISBN 978-7-5077-6031-6

Ⅰ．①妈… Ⅱ．①谢… ②易… Ⅲ．①胫骨—骨疾病
—诊疗 Ⅳ．①R681.8

中国版本图书馆 CIP 数据核字(2020)第 189627 号

责任编辑：黄小龙
出版发行：学苑出版社
社　　址：北京市丰台区南方庄 2 号院 1 号楼
邮政编码：100079
网　　址：www.book001.com
电子邮箱：xueyuanpress@163.com
销售电话：010-67601101（销售部）67603091（总编室）
印　刷　厂：北京虎彩文化传播有限公司
开本尺寸：710×1000　1/16
印　　张：8
字　　数：100 千字
版　　次：2020 年 10 月第 1 版
印　　次：2020 年 10 月第 1 次印刷
定　　价：42.00 元

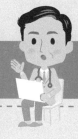

本书编写人员

主　编

谢鑑辉　易银芝

副主编

董　林　樊园园

主　审

梅海波　朱光辉　赫荣国

编　委

（以姓氏笔画为序）

王　军	王靖燕	邓凤良	叶卫华	朱光辉
伍江雁	刘　昆	刘少华	刘尧喜	刘华香
刘秀芳	严　安	李　梅	李安平	杨　戈
吴丽霞	何　彪	张　妮	张　洁	欧阳雅琦
胡　欣	段希茜	侯姝婷	莫莎莎	唐　进
唐　璐	黄生祥	黄　源	粟　琳	曾丽萍
曾凌嵘	谢永红	雷　霆	谭　炯	谭　谦
谭晓谦	熊昱媛			

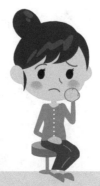

妈妈，开刀我不怕

一个先天性胫骨假关节患儿的手术亲历

前言

　　先天性胫骨假关节是一种非常罕见的危害孩子健康的先天性骨骼疾病,同时也是儿童骨科难治性疾病之一,其发病率为1/25万～1/14万。这是一种因骨骼先天发育异常,以致无法形成正常的骨骼,而不能担负起承重、支撑的功能,导致以小腿向前、向外侧的成角畸形、病理性骨折和骨不连接等为主要特征的疾病。由于先天性胫骨假关节疾病的复杂性、其所致的骨骼畸形的多样性、诊疗中的难以预见性以及患儿个体情况的差异性等因素,导致疾病的诊疗周期较长。先天性胫骨假关节患儿的治愈需经过手术—外固定支架固定—石膏固定—佩戴支具—康复训练等复杂环节。在患儿不出现再次骨折、踝外翻等并发症的情况下,家长必须坚持数年不间断到医院来随访与观察。

　　一个好的治疗结果,不仅需要极高的诊疗水平,还需要得到全方位的正确护理,每一个环节对患儿的恢复都十分重要。为履行儿童骨科医生的责任,医生应向患儿家长科普有关先天性胫骨假关节的医学知识,以提高患儿生活质量。编者特组织在儿童骨科一线工作,有着丰富经验的医护人员,共同编写了本书。

本书从一位先天性胫骨假关节患儿视角出发，图文并茂地讲述儿童先天性胫骨假关节诊疗中的问题，特别是手术注意事项和患儿术后康复方法等内容。同时，"了解更多"和"典型案例分享"部分作为本书的延伸阅读，不仅对先天性胫骨假关节常见的知识误区进行了辨析，还能帮助患儿及患儿家长建立对先天性胫骨假关节手术的直观认识，消除他们的顾虑，使患儿积极配合医生治疗。书中内容温馨有趣，画风活泼可爱，适合先天性胫骨假关节患儿及其家长阅读。

本书在编写过程中得到了全国儿童骨科知名专家赫荣国教授、梅海波教授的大力支持和具体指导，在此一并表示诚挚的谢意！

全体编委本着高度认真负责的态度参与编写工作，但因时间仓促和水平有限，不当之处在所难免，恳请医护同仁们、广大读者和家长朋友们在使用过程中，提出宝贵意见和建议，以求不断改进和完善。

谢鑑辉　易银芝

2020 年 4 月

目 录

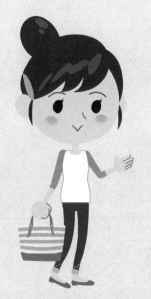

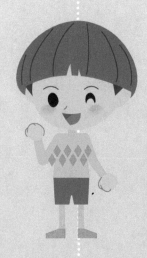

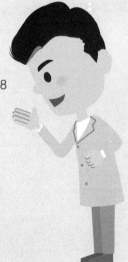

113 典型案例分享

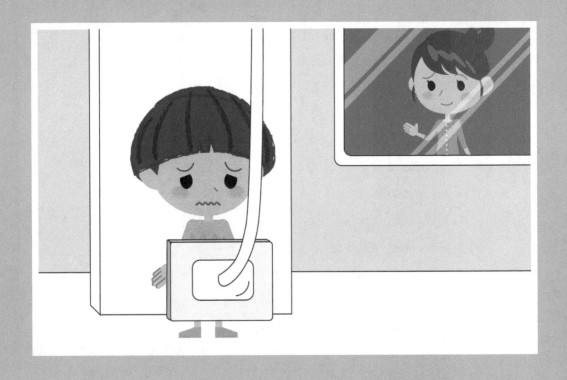

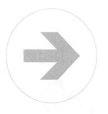

第一章

我到底得了什么病?

- 我的身体上有"咖啡"色的斑
- 先天性胫骨假关节，我的病名好长

妈妈，开刀我不怕

一个先天性胫骨假关节患儿的手术亲历

1 →
我的身体上有"咖啡"色的斑

　　妈妈帮我洗澡的时候,发现我的身体上又多了几个"黑块块"。我也很奇怪, 还以为是画画的时候沾上了颜料, 但擦也擦不掉。妈妈说这个看起来也不像是痣, 不知道为什么我的腿上会出现这些东西。

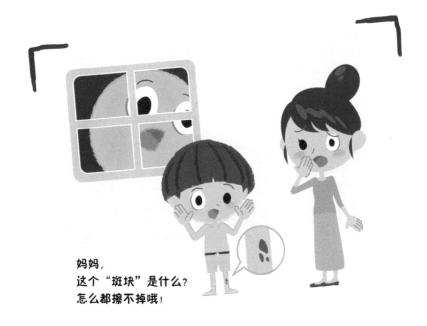

妈妈,
这个"斑块"是什么?
怎么都擦不掉哦!

最后，爸爸和妈妈决定第二天带我去医院检查。

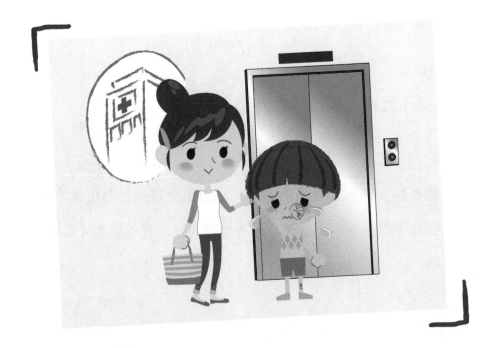

![护士阿姨] **护士阿姨的话**

　　孩子小腿如果向前、向外侧弯曲畸形；小腿中下段有异常的活动；患肢易发生骨折，而且小腿骨折后骨折处长期不能愈合，家长应该警惕孩子患有"先天性胫骨假关节"的可能，要及时带孩子到医院检查。另外，有部分患有此病的孩子全身皮肤上有多个大小不等的皮肤色素沉着（医学上称之为"咖啡斑"）。

2

先天性胫骨假关节，我的病名好长

妈妈带我去医院看病，医生和护士阿姨带我去拍 X 光片，以便给我诊断，但是妈妈有点犹豫，担心 X 光片会对我的身体健康造成影响。医生解释说定期拍摄 X 光片一般不会对身体健康有影响，妈妈这才放下心来。

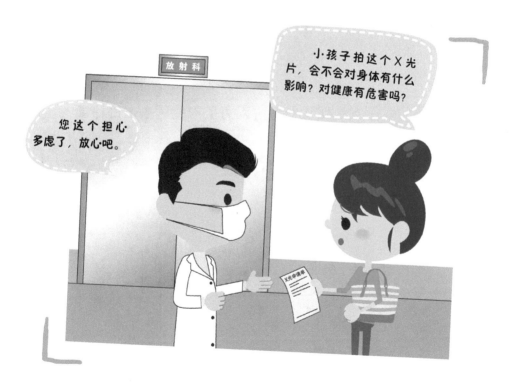

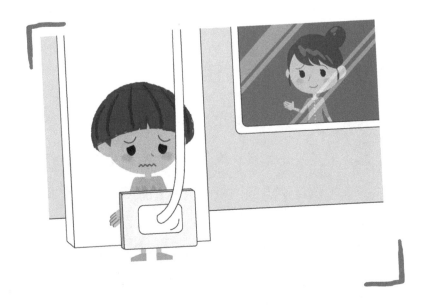

　　拍片的叔叔让我站到仪器前，先是给我照了双侧小腿的正位X光片，再照了侧位的X光片。他说这种病症大部分发生于单侧，但有少部分病例发生在双侧，所以为了帮助医生准确诊断，正、侧位片是必须拍摄的。

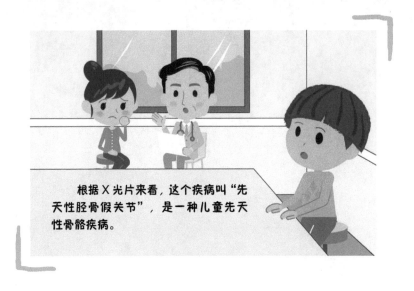

根据X光片来看，这个疾病叫"先天性胫骨假关节"，是一种儿童先天性骨骼疾病。

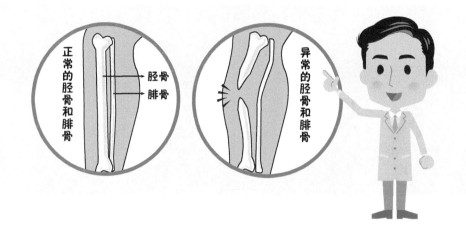

正常的胫骨和腓骨　　胫骨　腓骨　　异常的胫骨和腓骨

　　X光片结果出来后，医生给我的诊断结果是"先天性胫骨假关节"。医生告诉妈妈，这是一种罕见的儿童先天性骨骼疾病，正常人小腿有一粗一细的两根骨骼，粗的一根骨骼叫胫骨，细的一根骨骼叫腓骨，胫骨是主要负重的骨骼。而"先天性胫骨假关节"是小腿1/3处的骨骼发育异常。由于患儿骨骼先天发育异常，以致无法形成正常的骨骼，而不能担负起承重、支撑的功能，导致小腿向前、向外侧的成角畸形、病理性骨折和骨不连接等症状。

🧑‍⚕️ 护士阿姨的话

　　1.先天性胫骨假关节的发病原因至今都未明确，不过，现在医学界主要认同：（1）骨膜病变学说；（2）胫骨先天性发育不良学说；（3）肿瘤学说等。

　　2.虽然先天性胫骨假关节大部分发生于单侧，但也有少数病例发生于双侧。同时，拍双侧胫骨的X光片有助于医生测量双侧胫骨的长度，为需胫骨延长的孩子提供参考。因此，拍摄双侧小腿正、侧位片是非常必要的。

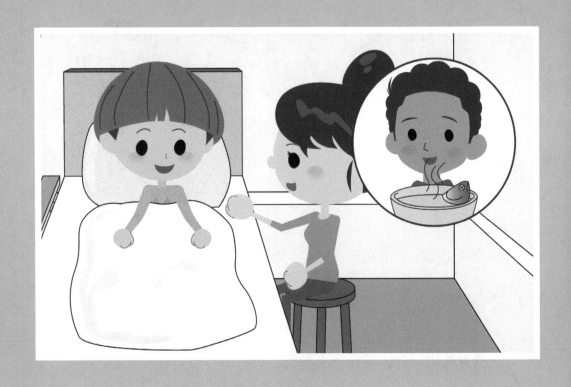

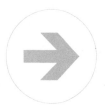

第二章

我都准备好了

妈妈，开刀我不怕

一个先天性胫骨假关节患儿的手术亲历

医生说我可以手术治疗

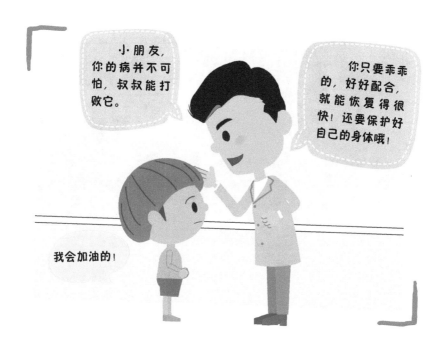

医生说要根据我的年龄来选择手术治疗方案。因为医学上一般认为这个病三岁左右再做外科手术较合适，如果在患儿年龄很

小时获得骨愈合，生长异常和下肢短缩程度可能会减少到最小。但由于小体型孩子可能难以获得理想的移植物和假关节位置的固定，所以年龄不是判断先天性胫骨假关节手术时机的绝对指征。先天性胫骨假关节的手术应采用个体化手术治疗方案。

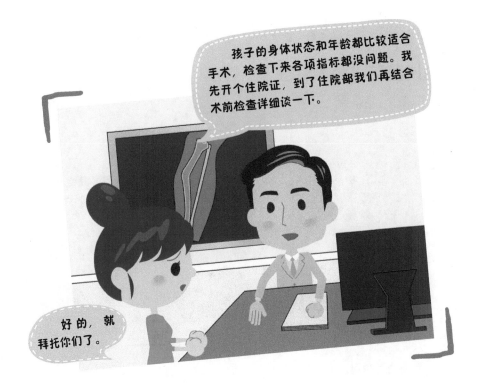

我现在的身体状态和患肢的局部情况都比较适合进行手术。医生继续和妈妈说了一些手术后会出现的情况，假如我手术后恢复不好，再次出现骨折的情况，还需要做手术。我急忙向医生保证，做完手术我一定乖乖听话，不乱跑，保护好自己。

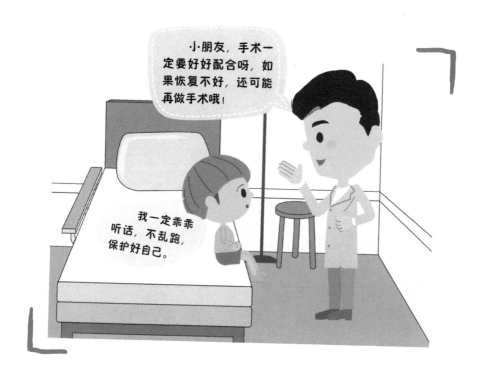

1.孩子确诊先天性胫骨假关节后,不管是哪一型的先天性胫骨假关节,均应保护患肢,可暂时采取支具和石膏保护,避免患肢增加弯曲畸形程度或不慎造成骨折后形成假关节。

2.如果先天性胫骨假关节婴幼儿出现骨折,临床上也可采用髓内克氏针或"钢针"内固定假关节,保持胫骨力线,为二期联合手术创造条件。

2 → 我的食谱有讲究

医生已经给我定好了手术方案，我现在的任务就是在病房里养好精神，补充营养。爸爸妈妈分工明确，妈妈负责陪我去做医生要求的术前检查，爸爸给我做营养三餐。

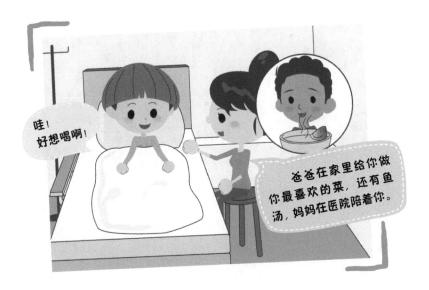

哇！好想喝啊！

爸爸在家里给你做你最喜欢的菜，还有鱼汤，妈妈在医院陪着你。

我早晚都要喝一杯牛奶，早餐经常吃鸡蛋、玉米；中餐是最丰盛的，经常吃鱼和虾，还有我最爱的西蓝花，奶奶还炖了鸡汤让爸爸带给我；晚餐爸爸会做胡萝卜炖排骨，有时也会煮面条给我吃。

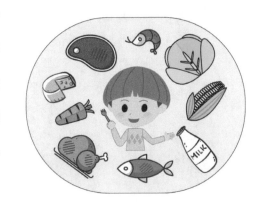

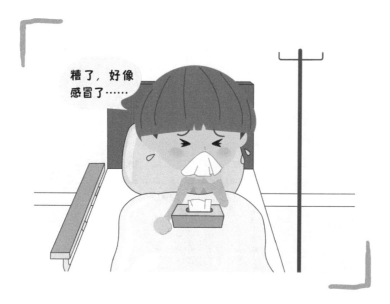

护士阿姨的话

　　1.手术前的孩子需要均衡饮食。以谷类为主，粗细搭配，补充蔬菜、水果。

　　2.适量补充蛋白质，是孩子术后顺利康复的基础和必备条件。

3

糟糕，我感冒了

糟了，好像感冒了……

　　不知道是不是我的抵抗力弱，我竟然感冒了，不停地流鼻涕和咳嗽，护士阿姨看见我的情况，急忙去报告医生。医生给我开了治疗感冒的药，对我和妈妈说，我一时半会儿也恢复不了，为了安全起见，需要把我的手术延期，等我感冒痊愈之后再进行手术，还叮嘱妈妈要多给我吃一些帮助提高免疫力的食物。

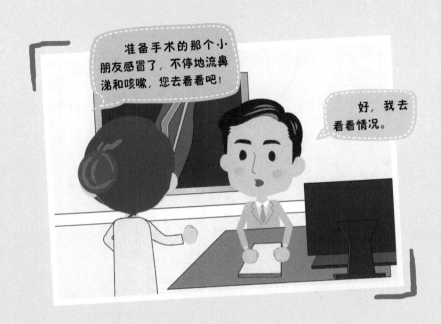

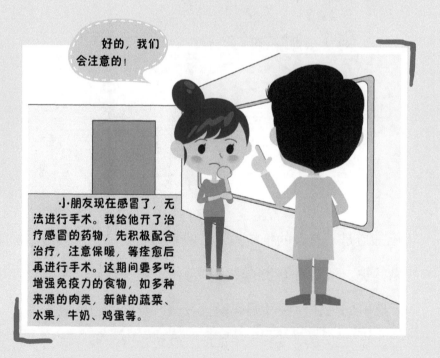

护士阿姨的话

1. 平时极易感冒的孩子，可遵医嘱适当口服提高免疫力的中药（如黄芪颗粒、康复新液等）、西药（如左旋咪唑、脾氨肽口服冻干粉剂等）。

2. 先天性胫骨假关节孩子都是在全麻状态下进行的手术，如果术前出现流鼻涕、咳嗽等症状，容易导致呼吸肌麻痹、呼吸道堵塞，从而引起呼吸困难、窒息，出现生命危险。

3. 孩子因发热导致的脱水会影响其他脏器，如肾脏、中枢神经系统功能，严重的甚至会导致休克。孩子如出现腹泻的情况，应检查原因，再进行针对性的治疗，这样才能保证其手术过程中的安全。

4

明天我就要做手术了

明天要做手术了，今天护士阿姨在我的病床前走来走去，还拿着装有各种仪器和药瓶的托盘，我害怕得哭了起来，但妈妈却很镇定，她安慰我说，等我做完手术，就可以快快长高，和小伙伴一起玩了。

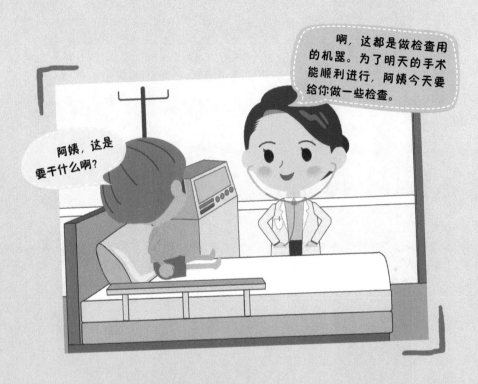

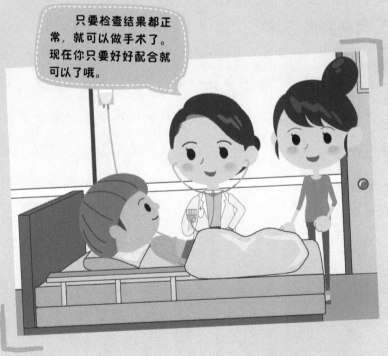

隔壁床的小哥哥做完手术有好几天了，妈妈一直在问他一些关于手术的问题，并用小本子记录下来。

前几天护士阿姨来给我做心、肺、肾等脏器功能的检查，我只好乖乖地听从她的指挥。今天结果全部出来了，护士阿姨说我身体的各项指标都正常，要我好好休息，还递给妈妈一个小盆，说是让我习惯在床上大小便，不然等我做完手术出来会很难受。

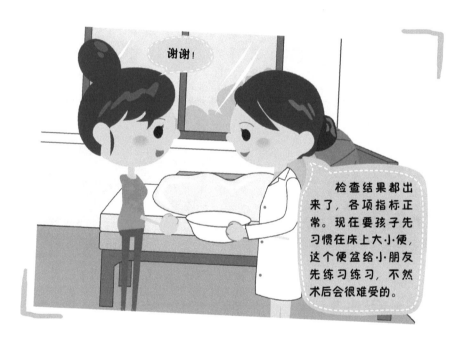

谢谢！

检查结果都出来了，各项指标正常。现在要孩子先习惯在床上大小便，这个便盆给小朋友先练习练习，不然术后会很难受的。

护士阿姨的话

1. 手术前一天，孩子需做好体力及精神上的准备，注意休息。

2. 术前要对孩子进行全面的身体检查，并办好备血手续（大龄女孩应评估是否为月经期）。

3. 手术后几日孩子行动不便，应在术前指导其做好床上大小便训练。

4. 孩子需在手术前一日沐浴，清洁手术部位。

5→
像奥特曼一样获得能量

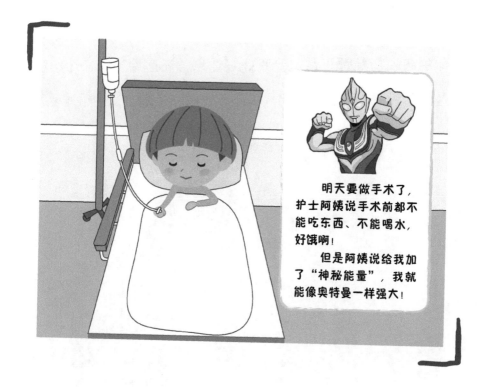

明天要做手术了，护士阿姨说手术前都不能吃东西、不能喝水，好饿啊！

但是阿姨说给我加了"神秘能量"，我就能像奥特曼一样强大！

因为手术前需要禁食禁水，我有几个小时没有喝水吃东西了，昨天下午五点妈妈让我吃了晚饭：一个鸡蛋和一碗面条，她说这样容易消化；我还洗了一个香香的澡。我是早上 9：00 的手术，护士阿姨凌晨 5：00 还让妈妈给我喝了一小杯牛奶，说这是最新的方法，手术前饿肚子的时间不用那么长了。

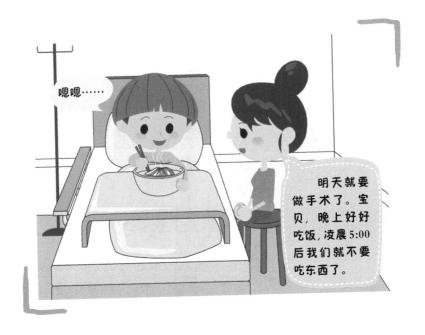

不过好在护士阿姨给我输了液。她说这些都是能量，有了它，我在饿肚子的时候也能保持充足的体力，不会在手术中出现低血压、低血糖。

护士阿姨的话

手术前 4～6 小时禁水（包括牛奶、饮料等），术前 8～12 小时禁食，术前晚餐尽量清淡，以面条、粥、蒸鸡蛋等易消化的食物为宜。

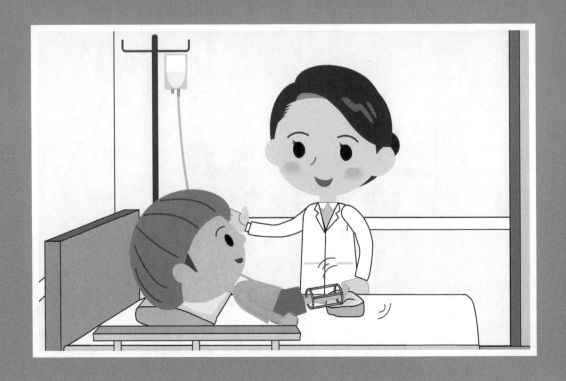

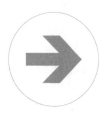

第三章

原来手术没有那么可怕

妈妈，开刀我不怕

一个先天性胫骨假关节患儿的手术亲历

1 ➤ 第一次体验麻醉

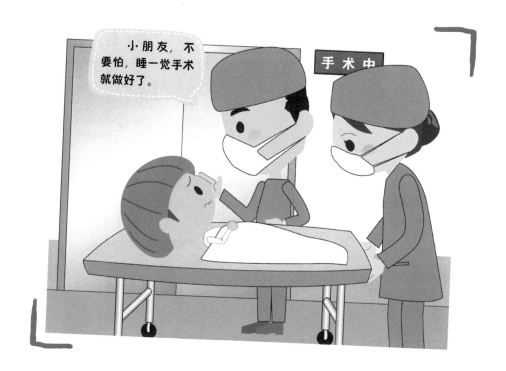

　　我被护士阿姨推进手术室后，几个叔叔阿姨围上来，他们亲切地叫着我的名字，并把我轻轻地抱到了一个窄窄的床上（手术床），然后拿了一个面罩罩在我的嘴上，我就迷迷糊糊睡着了。

等妈妈叫醒我的时候，我能听到她的声音，但是身体不受控制，也没办法回应她。

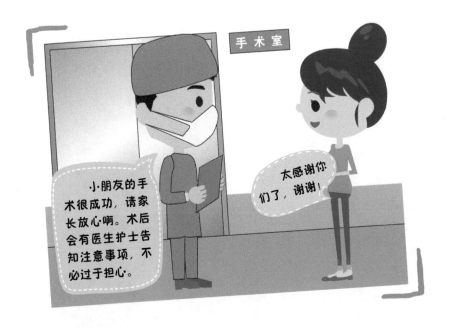

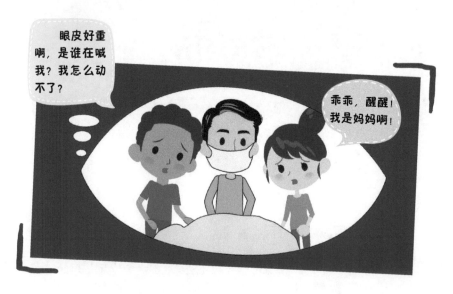

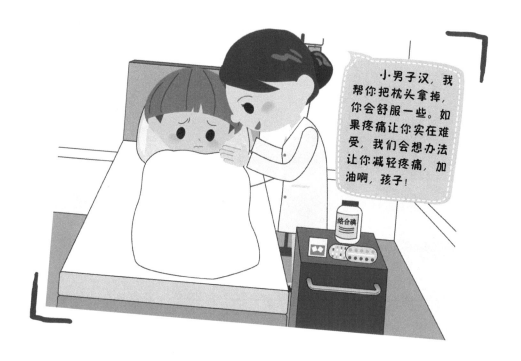

等我回到病房，迷迷糊糊地过了几个小时，就感觉小腿有轻微的疼痛，心里还有点烦躁，随后疼痛加剧，让我感到不安。妈妈急忙叫来护士，护士阿姨温柔地对我说："小男子汉，如果疼痛让你实在难受，我们会想办法让你减轻疼痛。这里有一个镇痛的小机器，我们按压这个开关，你就会没那么疼了。"听着护士阿姨叫我小男子汉，我虽然有点痛，但告诉自己要勇敢。护士阿姨还帮我把因为疼痛而蜷缩的身体调整了位置，帮助我的头稍稍向后仰，保持呼吸道通畅。她还叮嘱妈妈，术后麻醉药作用逐渐消失后，我可能会因切口不同程度的疼痛而躁动，这是一种正常的术后反应，会在 24 小时内逐渐恢复正常，不要太担心。

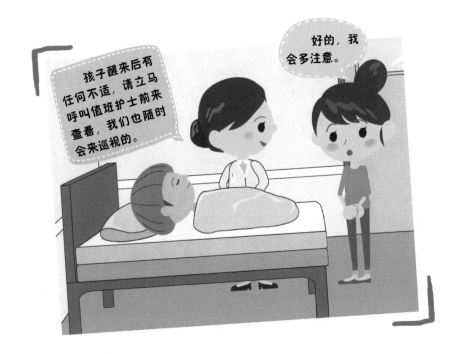

护士阿姨叮嘱妈妈现在要注意观察我的唇色，如果突然出现唇色青紫，必须立刻叫医护人员。如果有呕吐，应立刻把我的头偏向一侧，使呕吐物吐出，并帮我把嘴里的呕吐物清理干净，防止误呛到气管里。如果嘴唇干涩，可以用棉签蘸水滋润我的嘴唇。

过了一周左右，我的身体逐渐恢复，但晚上偶尔睡不着，也记不起爷爷送给我的飞机模型放在哪了。医生来给我检查身体，说我恢复得很好，短时间睡不着和记不起事情是麻醉醒后的正常现象，之后会慢慢恢复到正常状态。

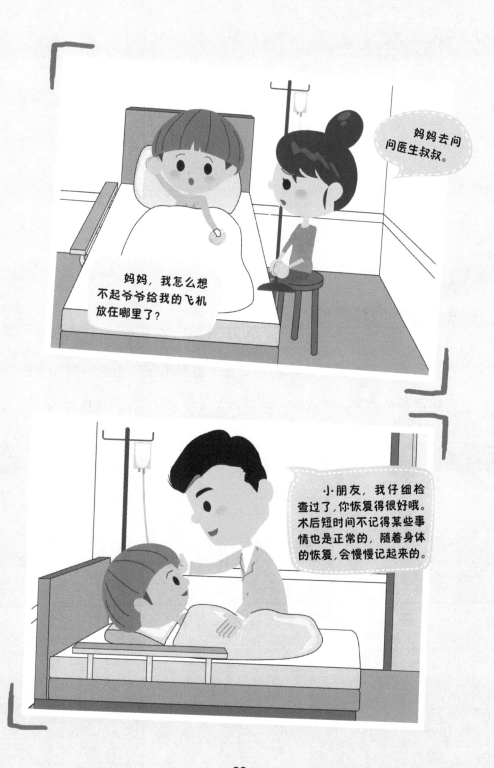

护士阿姨的话

1. 因为麻醉在各种仪器监测和医生严密观察下进行，使供氧得到保证，所以不会导致脑缺氧，也不会影响到孩子智力。术后一周内，孩子会出现不同程度的失眠和短时间的记忆障碍，随后会逐渐恢复正常。

2. 患儿如出现程度较轻的疼痛，家长可利用调整舒适的体位、对孩子进行抚摸、转移注意力或者使用镇痛泵等方法帮其缓解，不要让孩子因为疼痛而抓切口和各种引流管。

手术没有我想象的时间长

我做完手术被医生和护士从手术室推出来，爸爸妈妈和爷爷奶奶就围了上来，说我的手术进行了五个多小时，把他们急坏了。

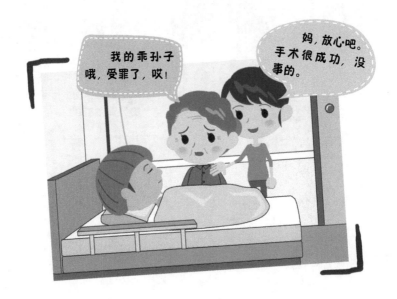

　　我并没有感觉时间过了很久，只是像没有睡醒，迷迷糊糊的。过了三四个小时，我稍微清醒后，碰到护士阿姨来给我检查身体，护士阿姨夸我是男子汉，很勇敢，第一次做手术也没有哭，给病房其他等待做手术的弟弟妹妹做出了榜样。

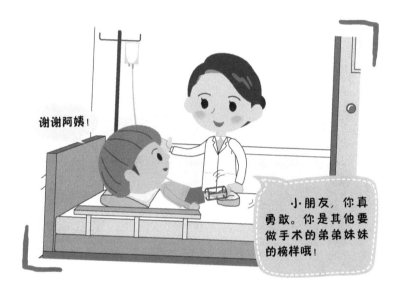

谢谢阿姨！

小朋友，你真勇敢。你是其他要做手术的弟弟妹妹的榜样哦！

护士阿姨的话

　　1. 镇痛泵使用的时间一般为 48～72 小时。3～4 天后，患儿疼痛感会减轻，逐渐适应术后状态，其精神和食欲状态逐渐好转，舒适度日渐增加，5～7 天后，疼痛会慢慢消失。

　　2. 使用镇痛泵过程中，医务人员应指导家长协助观察镇痛泵与输液通道处接口是否连接好，保证管道不受压、弯曲，保持通畅。

　　3. 镇痛泵的使用，不会影响术后切口愈合。但有的孩子在使用镇痛泵时可能会出现恶心、呕吐、嗜睡、便秘等情况，医务人员及家长需密切观察患儿的面色、呼吸等生命体征，及时发现镇痛泵可能给患儿带来的不良反应，一旦发生较严重的副作用，应立即报告医生进行处理，降低并发症发生。

身体里有一颗大螺钉

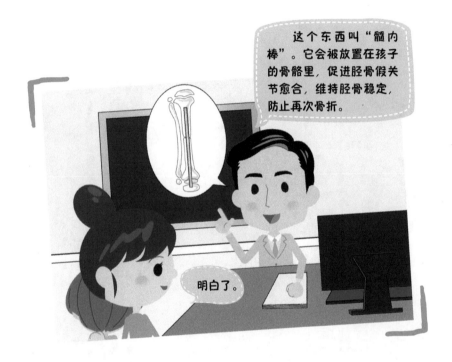

手术前医生拿了一个加长版的"螺丝钉"给我和妈妈看，他告诉我，这个东西叫"髓内棒"。现在它已经被医生放进我的小腿里了，用来维持胫骨稳定，增加骨骼的强度，预防再度骨折。假关节愈合良好，可以取出髓内棒，所以髓内棒放在我小腿里的时间要根据具体情况来决定。

手术后定期进行复查，如果医生发现我小腿里的髓内棒有异常，就需要通过手术取出或更换。医生安慰我和妈妈，髓内棒是钛合金制造的，一般很少产生异物反应。

护士阿姨的话

1. 孩子的假关节愈合后，如胫骨近端有足够的长度、允许把髓内棒推到胫骨内，医生会建议手术调整髓内棒以便恢复踝关节的活动。

2. 术后 2 年左右需要进行髓内棒的调整，但因每个孩子假关节愈合时间不一样，术前、术后情况也不完全相同，所以调整髓内棒的时间及次数要因人而异。

3. 部分行胫腓骨周围"四合一"植骨的病例，胫腓骨假关节处互相融合，假关节处横截面积大于对侧胫骨同等部位横截面积，可遵照医生的建议取出髓内棒。

④ 管子帮助我尿尿

因为我这次手术时间长、操作复杂，加上是全麻手术，没办法自己控制小便，尿液会越积越多，所以手术室的医生帮我插了一根管子。这根管子能帮我把尿液引到引流袋里，不会污染手术台、感染切口。而且这个引流袋有刻度，可以帮助麻醉医师判断手术过程中的输液量是否能满足我的需要。

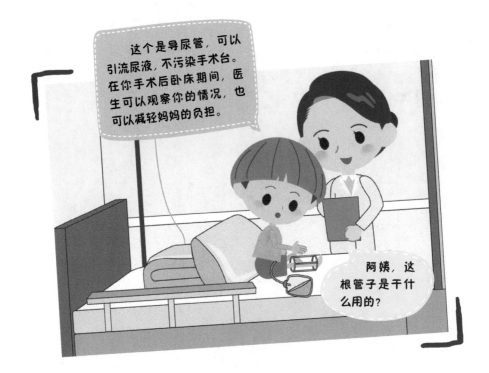

这个是导尿管，可以引流尿液，不污染手术台。在你手术后卧床期间，医生可以观察你的情况，也可以减轻妈妈的负担。

阿姨，这根管子是干什么用的？

　　手术后我会卧床一段时间，因为切口对我造成的刺激，不适应在床上小便，这根导尿管既可以帮助医生观察我的情况，也可以帮助我小便，还能减轻妈妈的负担，不必在我每次小便后就要给我擦洗身体和换床单。

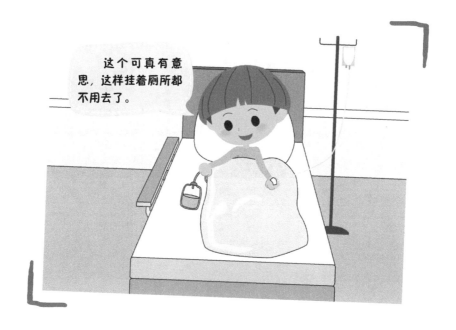

🧑‍⚕️ 护士阿姨的话

　　1.为了避免孩子术后尿潴留，通常需要将手术中留置的导尿管继续保留1～2天，待患儿尿道括约肌的收缩功能逐渐恢复后，即可拔除导尿管。

　　2.术后留置导尿管持续引流尿液可以保持孩子会阴部及床单的清洁干燥，避免污染术后切口。留置导尿管可以更准确地记录尿量，也可作为医生判断孩子病情的参考。

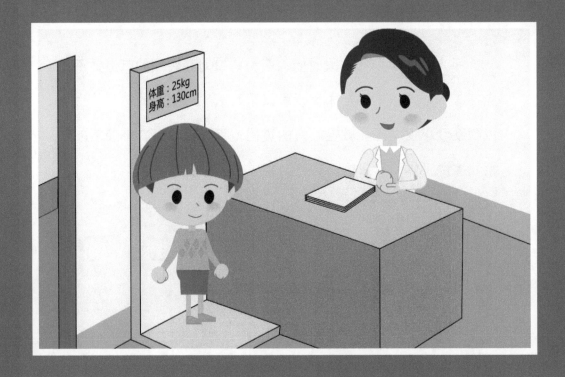

体重：25kg
身高：130cm

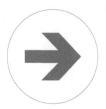

第四章

我的身体越来越健康

妈妈，开刀我不怕

一个先天性胫骨假关节患儿的手术亲历

1 ➡
腿上多了根管子

手术后我的腿上多了根管子，里面还有不清澈的液体流到管子另一头的塑料瓶里。护士阿姨会经常拿起塑料瓶观察，还在本子上记录着，她说这个叫引流管，我的切口有渗出液时，它能帮我把这些液体引流出来，促进切口愈合，防止切口感染，改变局

部血液循环和供氧状态，从而促进肉芽组织健康生长。别看这根管子不起眼，它使用方便，不仅可以减轻我的疼痛感、缩短我的住院时间，还能让我早日恢复健康。

护士阿姨的话

1. 家长移动患儿时应注意不能牵动或压迫引流管，负压引流瓶的位置要低于切口，以利于引流渗液。同时观察引流液的量和颜色，引流液超过 60mL 时，需及时告知医生，医生会根据具体情况做相应处理。

2. 当引流液逐渐减少，每天少于 5～10mL 或无引流液引出时，说明切口处已无活动性出血，可以考虑拔除引流管。拔除引流管后，应严密观察切口处有无疼痛、肿胀等局部症状及发热等全身感染症状。如果出现这些情况，应及时通知医生进行处理，必要时需全身应用抗生素。

2 我的术后食谱

做完手术后，我一直都是迷迷糊糊的，妈妈叫我，我也没有力气回应她，只是觉得口渴，可妈妈让我忍耐一下，要请护士阿姨评估我的情况后才能喝水，因为我现在还没有完全清醒，喝水可能会呛到气管内引起窒息。

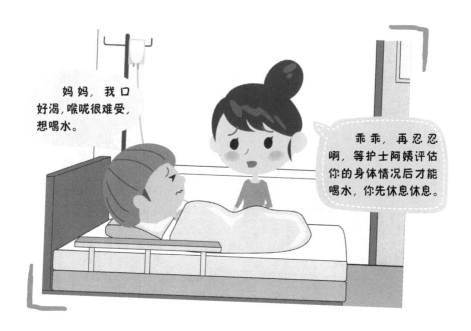

等我醒得差不多了，妈妈喂了我几勺温水，她要我慢慢喝，一次不能喝太多。护士阿姨来病房检查的时候，还关切地问我有没有恶心、呕吐、咳嗽的情况。

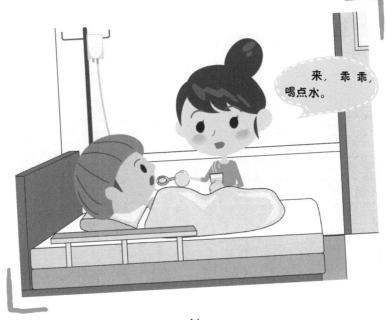

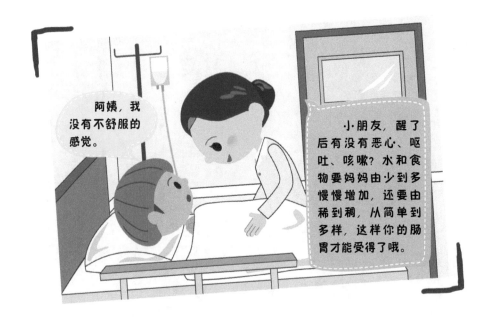

　　我做完手术两天后喝了一点鱼汤，之后就慢慢开始吃需要咀嚼的东西。医生说要根据我的身体情况来制定不同的饮食方案。

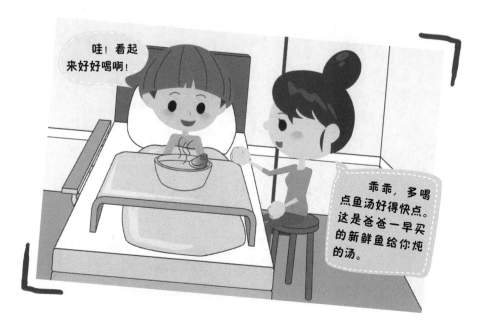

护士阿姨的话

1. 术后孩子麻醉未完全清醒，这时喂食任何食物都有使孩子窒息的危险。

2. 每个孩子个体耐受情况及术后恢复情况不同，有的孩子术后2～3天即可恢复至正常饮食，也有孩子术后1周左右饮食才逐渐恢复，因此需根据个体差异来制定不同饮食方案。总的原则为"由少到多，由稀到稠，由简单到多样，循序渐进，少吃多餐"。

3 ➡ 奶奶做的骨头汤

我做完手术一周了，奶奶每天都送骨头汤过来，说是对我身体恢复有好处。但是妈妈劝奶奶不用每天都送汤过来，我每周喝1～2次就可以了，天天喝也不能完全吸收这些营养。

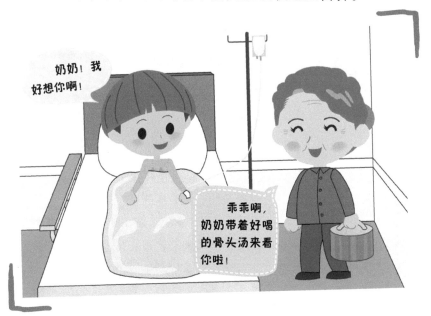

奶奶也是为了我早日康复才天天送汤，为了不让奶奶伤心，我和她说想吃鸡蛋羹。奶奶看了看妈妈，像是在征求她的意见。妈妈笑着说："鸡蛋有利于吸收消化，特别是鸡蛋清，利于孩子消化吸收，您可以天天变着法给他做鸡蛋。"

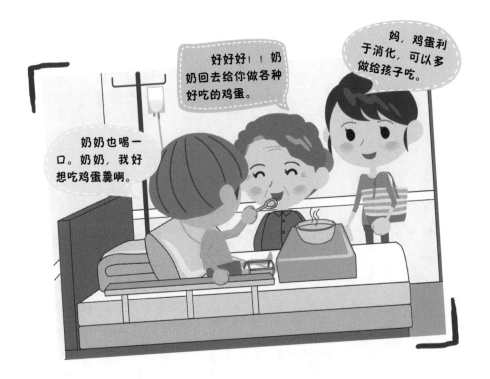

护士阿姨的话

1. 先天性胫骨假关节手术创伤较大，创面出血、渗出、组织坏死等各种原因会造成蛋白质的大量损耗，术后应给孩子补充富含蛋白质的食物，如鱼、肉、鸡蛋。假关节局部成骨细胞活跃，对钙质的需求增加，而孩子正处在生长发育的阶段，对钙的需求也比较大，术后还应给予奶制品、豆制品、海带、紫菜等含钙高的食物。

护士阿姨的话

2. 人体胃肠道并不能完全吸收钙、磷等无机盐以及胶原蛋白等营养进入血液。同时，先天性胫骨假关节患儿血液中的钙、磷以及其他的营养成分并没有发现有明显的异常，因此并不需过多补给。

3. 术后应鼓励孩子进食肉类。其中鱼肉属于低渣食物，术后早期即可食用，牛肉等属于粗纤维肉类，消化后食物残渣相对较多，可在其胃肠道功能恢复后食用。

4

糟糕，拉不出臭臭了

手术之后我每天都是"大鱼大肉"，加上一直躺在床上，都没有运动，有时候上厕所真是难受。

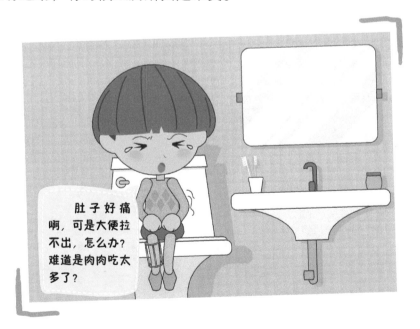

肚子好痛啊，可是大便拉不出，怎么办？难道是肉肉吃太多了？

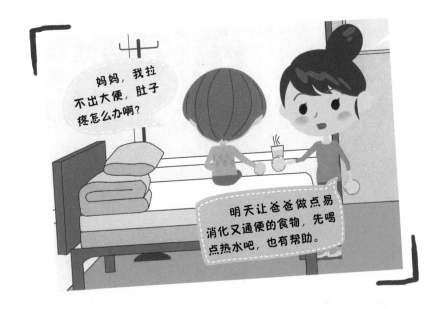

　　爸爸看着我难受的样子，决定给我调整一下饮食。现在我早晚都要喝酸奶和吃香蕉，饭碗里也多了许多芦笋和青菜，爸爸说这类食物含有丰富的水分和膳食纤维，能软化大便，防止便秘。

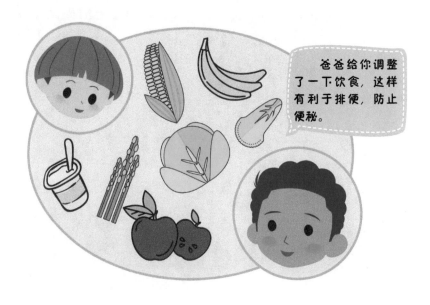

护士阿姨的话

1. 先天性胫骨假关节患儿术后便秘的主要原因是手术后胃肠道蠕动减弱，应与其他原因引起的便秘区别开来，这类便秘是可以预防的。

2. 应鼓励孩子术后早期活动：术后早期的活动对于胃肠道功能的恢复有明显帮助，反之长期卧床、活动减少则会加重便秘。如孩子不便下床活动时，可在床上进行适当活动（如左右翻身，抬高下肢运动），也可按顺时针方向按摩腹部，促进肠胃蠕动。

5➡ 这个外固定支架又重又大

护士阿姨今天特意给我和爸爸妈妈播放了一个介绍外固定支架的视频，里面还介绍了怎样给针道及切口消毒。我看得迷迷糊糊的，爸爸妈妈他们还在仔细地做着笔记。

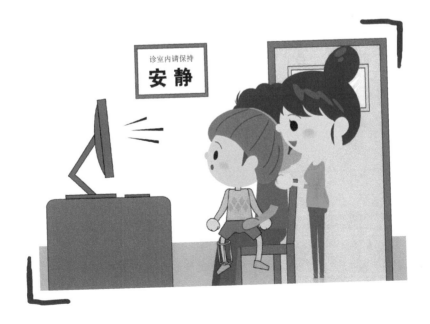

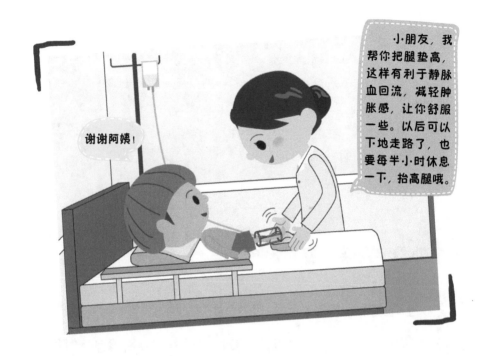

　　护士阿姨给我检查完身体后还拿了体位垫垫在我的腿下，比我的上半身都要高。她说这样可以促进静脉血回流，减轻肿胀，等我体力再恢复一些，可以适当地下地走路，不过要注意时间，每半小时就要停下来休息，并适当把腿抬高。

　　护士阿姨的话

　　伊氏架外固定是医生在手术中将医用钢针（克氏针）穿过骨骼、肌肉、皮肤后，将其两端固定在外固定环中，对先天性胫骨假关节手术后的患儿腿部起到较好的外固定作用。

护士阿姨给我消毒我不哭

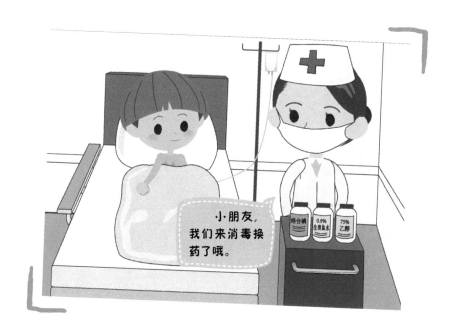

　　现在护士阿姨定期来给我腿上的针道消毒。她每一次过来都会端着盛满物品的盘子，用一把看着比剪刀还要小巧的工具，从盘子里夹出蘸湿的棉花给我腿上和外固定支架消毒。这个湿棉花的气味和爸爸平时喝的酒很相似，不过更刺鼻一些，护士阿姨告诉我这个液体叫酒精，它能够帮助消灭藏在我切口处的细菌，是一个很厉害的帮手。酒精擦在我的切口上还有点刺痛，但因为我是小男子汉，这点小疼痛我能够忍住。

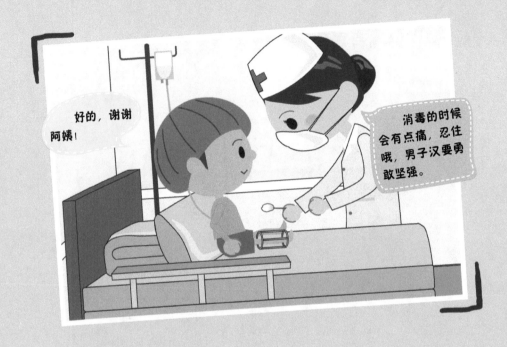

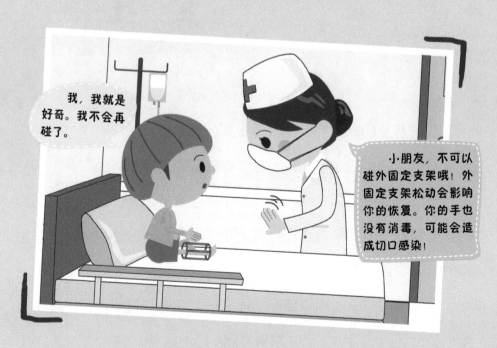

我无聊的时候会用手去碰外固定支架的螺丝部位，被护士阿姨看到还被批评了。她说这些螺丝都是起固定作用的，弄松了可能会造成外固定支架松脱，对我的康复有影响；而且我的手没有消毒，随意去触碰会污染切口。

 护士阿姨的话

　　1. 常规针道护理每天 1 ～ 2 次，没有感染的针道用生理盐水清洗。用生理盐水棉球逐个擦拭消毒患儿腿上的针道；先清洗针道周围皮肤，换消毒棉球再清洗针道及所贯穿的钢针，不要强行消除结痂。分泌物多时可增加针道消毒次数，如针道周围皮肤出现红肿，有脓性分泌物流出，可用 75% 的乙醇消毒或遵医嘱使用抗生素。

　　2. 外固定架用消毒保护套包裹，每 2 ～ 3 天更换一次。如有污染应随时更换。

　　3. 家长在家中护理孩子时，需注意消毒用棉球、酒精、无菌生理盐水是否在有效期内。如针道有大量渗血或红肿、发热、疼痛等情况，应及时上医院就诊。

7 腿上流血了

我做完手术后，一直戴着这个又重又大的外固定支架躺在床上休息，什么事也干不了，现在连翻身都要妈妈帮忙。因为昨天晚上我腿上打外固定支架的地方流血了，细心的妈妈掀开我的被子发现是切口处流血了，纱布都被染红了。

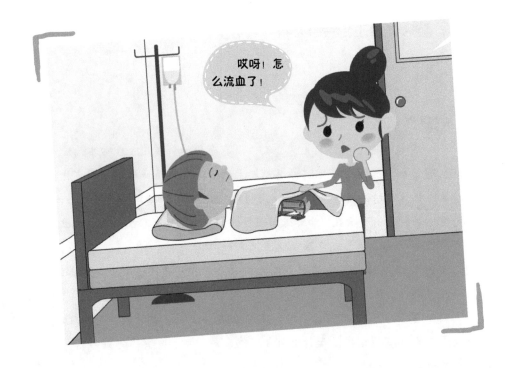

我和妈妈都吓坏了，赶紧叫来护士阿姨，医生也来到了我床边，她们帮我细心检查后进行了换药。护士阿姨说这个是正常的情况，这是我做手术的时候淤积在切口里的血液，只要不是大量出血，就没有关系。她们也会随时观察我的伤口，这下我就放心了。

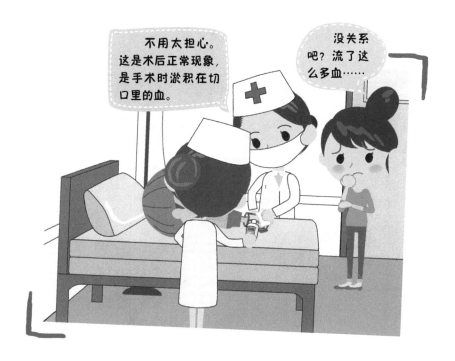

护士阿姨的话

1.出血量少时，针道处的纱布稍有血液渗出，一般使用止血药物，可控制出血。

2.出血量稍多，即针道处的纱布或棉球被血液渗湿时，可在针道处用敷料加压包扎止血，配合使用止血药物。不要强行除去针道周围血痂，加强对患儿的观察与护理，可达止血目的。

3.出血量多，且流出速度较快，患儿有心率增快的表现，应立即进行局部加压包扎，用止血药物；必要时进手术室，在麻醉下进行小血管结扎止血处理。

这个外固定支架还要陪我好几个月

这两天爸爸妈妈都在忙着办理我的出院手续，我也着急，不知道什么时候可以把这个外固定支架取下来，因为它实在是太重了，每天还得花很长时间消毒。

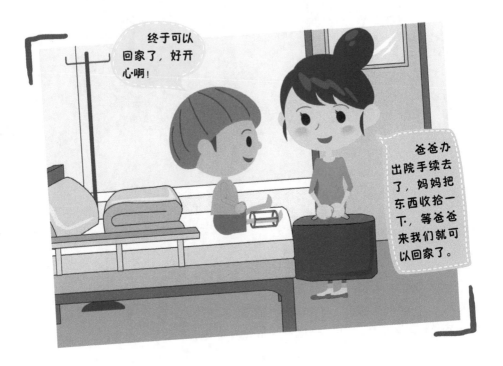

医生来查房的时候检查了我的外固定支架情况，他说这个外固定支架我还得戴 4～6 个月，要复查之后根据我的恢复情况决定取外固定支架的时间。

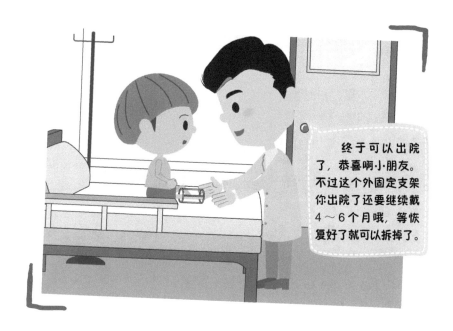

戴外固定支架期间还需要爸爸帮助我调节它，就像我做的手工一样，用小小的螺丝钳拧紧。

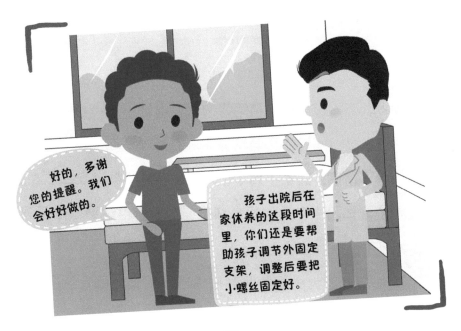

护士阿姨的话

1. 孩子及家长不能随便拆卸或松动固定外固定支架的螺丝，以免引起外固定支架松脱影响切口恢复。

2. 若孩子胫骨短缩明显，术后需要进行胫骨延长，通常推荐每日调整的长度不超过1mm（调节螺丝不超过一圈），螺丝每转动1/4周为0.25mm，每日可分多次进行。需要延长时先松一侧环组的外沿螺钉，接着扣紧相应的内沿螺钉。需要加压时则顺序相反。孩子在住院期间，家长应在医护人员指导下学会调节外固定支架，回家后才能为孩子进行调整，且必须定期复查，避免出现意外。

3. 孩子因腿上佩戴较重的外固定架，需注意防止外力的碰撞，如从床上坠落或碰到硬物上。走路时患儿要防跌倒。

9 ➜
呜呜，腿上的针道感染了

终于出院回家了，待在家里我的心情也好了许多，但妈妈一点都没放松，坚持每天用酒精给我的针道消毒。可妈妈毕竟不是专业的护理人员，她担心用酒精棉球用力擦洗针道会弄疼我，结果导致消毒不彻底，回家不到半个月，就有几个针道发红了，还流了黄黄的液体出来了。妈妈急坏了，赶紧打电话给医生叔叔，咨询是不是要去医院住院治疗。

医生叔叔说因为先天性胫骨假关节术后戴外固定架的时间

长达 4～6 个月，所以容易发生针道感染，严重的还可以并发急慢性骨髓炎。针道感染及并发症的发生主要跟消毒的方法、消毒液的选择、孩子的营养、活动过多等因素有关，因此外固定手术后针道护理很重要，对于针道感染的处理，会根据不同情况进行处理。医生叔叔看了妈妈拍的我的伤口照片，说这只是轻度感染，不需要去医院，平时注意保持伤口干燥，会慢慢好转。如果出现中度感染（红肿疼痛），则需去医院就诊。

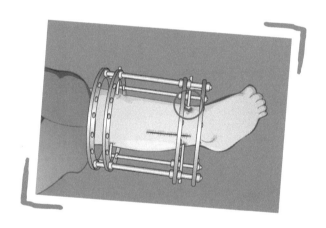

护士阿姨的话

1. 轻度的针道感染：用碘伏或 75% 乙醇消毒针道后，用无菌纱布包扎针道，用纱布将钢针皮肤界面缠紧，既可以防止污染，又可以防止软组织和钢针界面之间的滑动刺激，一般不需应用抗生素。禁止用手搔抓针道周围皮肤，加重针道感染，不吃辛辣等有刺激性的食物。

2. 中度的针道感染：患儿针道周围出现红肿疼痛，除局部消毒、包扎处理外，应减少或暂停下地活动，及时就诊，按医嘱口服抗生素。

3. 重度的针道感染：可根据患儿的具体情况，尽可能缩短克氏针的固定时间，或考虑及时拔除该固定针，并静脉点滴抗生素治疗，可适度抬高患肢，减少运动。

手术后妈妈不敢让我走路

　　我在床上躺了近 2 个月，妈妈一直不敢让我走路，怕腿里面的骨头又断了，可我有时实在想出去和小朋友玩，妈妈说，那得医生叔叔允许。

　　医生叔叔说，手术后不能立即下床活动，但一定要坚持让术肢进行功能锻炼，不然肌肉会萎缩没有力量，将来想走路也没有力气。

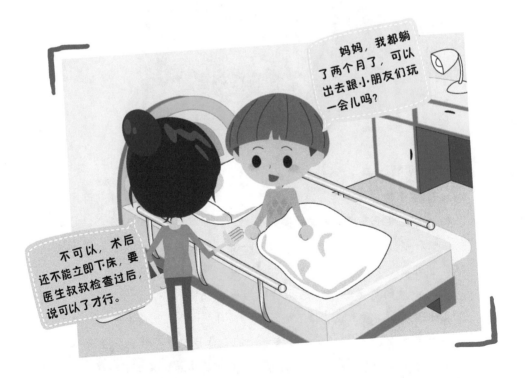

护士阿姨的话

1. 早期康复活动（伊氏架外固定后 1 ～ 2 周）

患儿的大腿肌肉要紧绷着保持十秒，再放松十秒；之后是脚背和脚趾用力伸直，适当地弯曲脚趾；最后是平卧在床上，下肢抬高于床面 45°，再放下（每十次一组，每次十组）。

另外一组是需要在家长帮助下做膝关节屈伸运动，膝关节的屈曲角度以患儿不感到疼痛为宜。屈膝时，当外固定支架边缘碰到小腿皮肤时，再将膝关节伸直至 180°（每天锻炼 2 ～ 3 次，每次 5 ～ 10 分钟）。

2. 中期的康复活动（术后的 2 周到拆除外固定架之前）

在早期的康复活动基础上，更注意全身和局部活动相结合。术后练习行走和站立建议在手术后 2 个月进行。

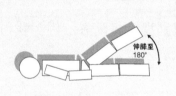

伸膝至 180°

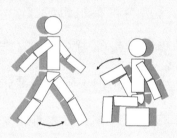

11 ➡
外固定支架终于要拆啦

妈妈每天都让我在日历上画圈，说是画到 120 天的时候，我腿上的外固定支架就可以拆掉了，我每天都很认真地完成妈妈交代的作业，可我都画到快 130 天了，还没有给我拆外固定支架，我好不开心。

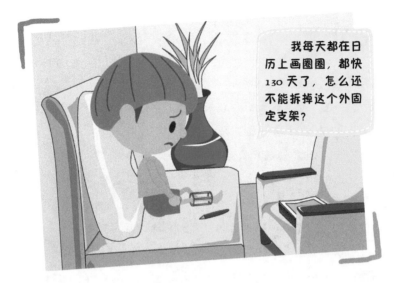

　　今天爸爸告诉妈妈，医生叔叔说我腿里面的骨头长得很好，可以去医院拆外固定支架，我心里别提有多高兴。因为我每天都按医生叔叔和护士阿姨的要求，配合妈妈做针道消毒，每天都做腿部的肌肉训练、每天都吃奶奶做的营养餐，妈妈说我是一个特别配合的孩子，所以才好得这么快。

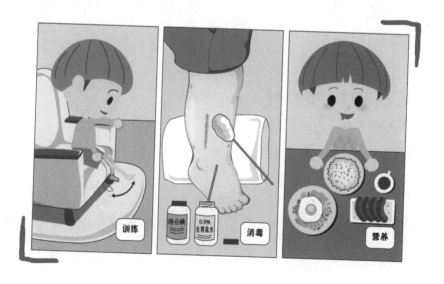

护士阿姨的话

　　外固定架拆除标准，采用改良 RUST 评分法进行判断。对胫骨假关节处前后内外四侧皮质评分，如未见骨痂，骨折线可见，计 1 分；如可见骨痂，骨折线可见，计 2 分；如可见骨痂，骨折线消失，计 3 分。RUST ≥ 8 分判定为胫骨假关节愈合，即可拆除外固定架。

12 ➡

裹在腿上的东西是石膏

　　妈妈一周前带着我去医院复查，因为我恢复得很好，所以医生帮我取下外固定架后，重新给我的腿上裹了厚厚的石膏。原本我以为取下外固定架就可以完全恢复自由活动了，但医生说还要用石膏固定我的腿 2～3 个月，帮助我进一步恢复。

　　从医院回到家里，我就一直躺在床上，腿像筷子一样伸得笔直，我想活动一下腿，却发现动也动不了，我吓得大哭起来。妈妈见状，急忙带我去医院检查。

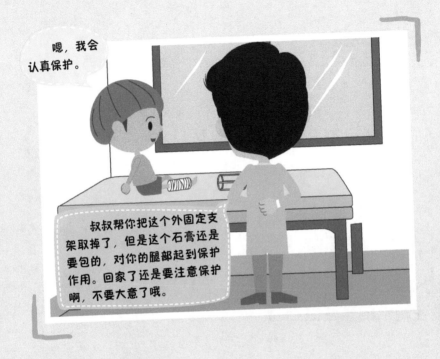

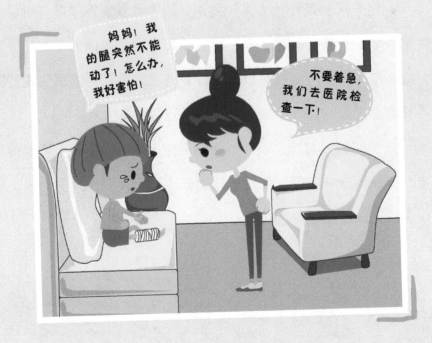

医生让我躺在床上，轻轻捏住我右脚的大脚趾，让我跟着他的动作活动，之后他一手固定住我的大腿，慢慢帮助我活动腿，还关切地询问我疼不疼，我发现没有之前那样难受了。

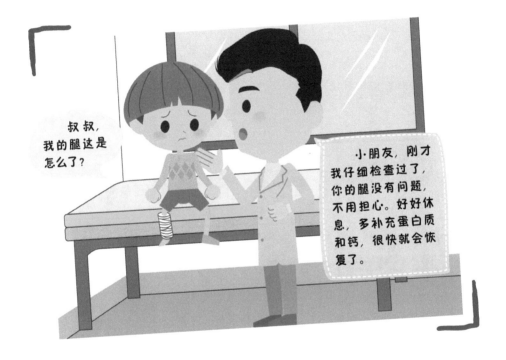

临走时医生告诉我，不要把注意力过多放在腿上，要注意休息，多补充蛋白质和钙，再配合做功能训练。

了解更多

1. 家长要注意观察患儿腿部的石膏边缘及骨突部位有无疼痛、红肿、擦伤、水泡，有无局部异常疼痛现象等。如有上述情况则表明石膏局部受压，需打开石膏局部甚至是拆除石膏。

2. 定时观察和判断患肢远端的血运、感觉和运动情况，注意孩子足趾有无发紫、肿胀、麻木等，防止发生骨筋膜室综合征并发症。

3. 关节僵硬是先天性胫骨假关节术后石膏固定后的常见并发症之一。如踝关节可活动时，可做踝关节的背伸、趾屈及伸屈足趾等运动。局部红外线照射对肢体僵硬的恢复也会起到一定的作用。

4. 打了石膏的腿要做肌肉的收缩功能训练，防止肌肉萎缩。

13➔ 咦，我的腿粗细不一样

我腿上石膏拆除后发现双腿粗细不一样了，打了石膏的腿比另一侧腿细了一圈，看起来就像营养不良。爸爸为了让我的腿尽快恢复，带我去小区的路上骑单车训练。妈妈知道后跑来制止我们，她担心我的腿没有完全恢复就进行剧烈运动会造成二次伤害。最后爸爸妈妈决定带我去医院找医生复查后，再决定是否让我进行恢复训练。

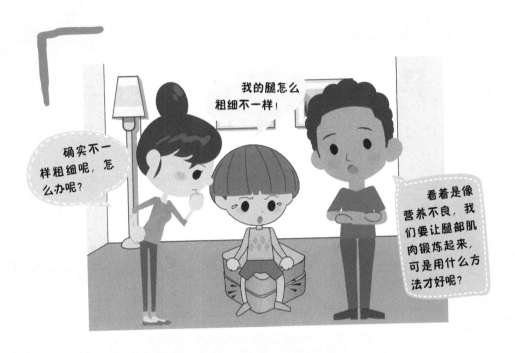

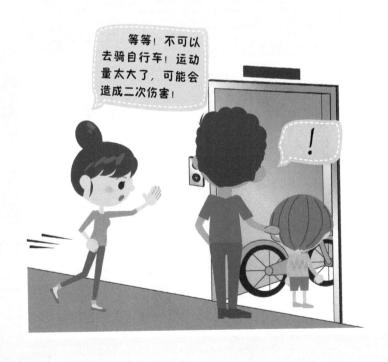

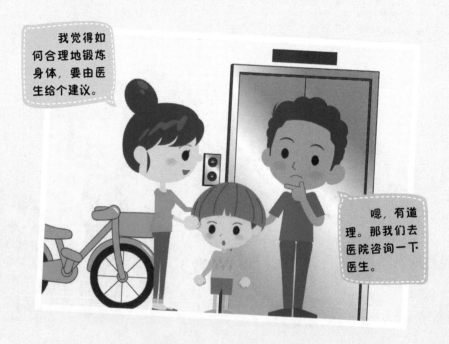

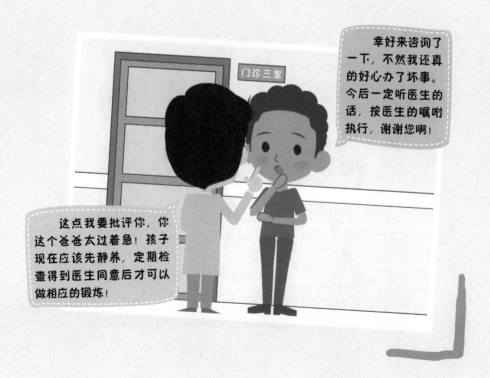

　　医生批评了爸爸，说他太过着急。因为我拆除石膏不久，需要定期来医院检查，通过 X 光片显示的骨骼愈合情况来调整锻炼方案，近期建议我静养。最初我可通过肢体抬高、慢走来锻炼；不能大幅度剧烈运动，不能快跑，不能与人追赶，更不能急于进行骑单车训练。这段时间我应该重点锻炼肌肉和关节的全面协调，以逐步地达到全面恢复肢体功能。

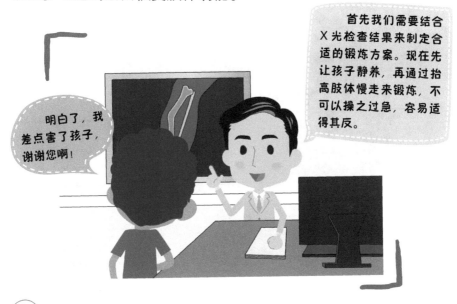

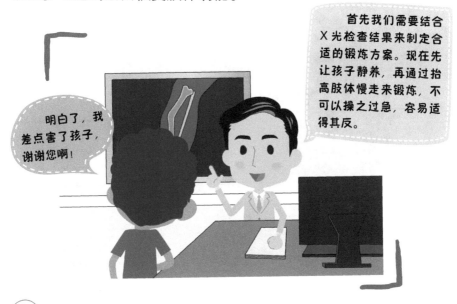

　　护士阿姨的话

　　1.先天性骨与肌肉发育不良和不能正常运动均会导致肌肉的相对萎缩，导致小腿粗细不同。前者不能恢复至正常，后者可以通过安全性运动训练和活动逐渐获得改善与恢复：坐位或卧位小腿肌肉收缩训练，用力绷紧小腿肌肉，持续 $10 \sim 20$ 秒，放松 $5 \sim 10$ 秒，重复 $20 \sim 30$ 遍，每天 $4 \sim 5$ 次。

　　2.骑单车训练，应在拆除石膏后 $2 \sim 3$ 月再考虑进行，一般在支具保护下采用能骑而不行走的自行车，用足踝脚踏转动车轮，每次动作维持 10 秒，每次 30 组动作。而且要根据患儿检查的具体情况具体分析，不可盲目进行。

14 ➡

哎呀，腿上长出了黑毛

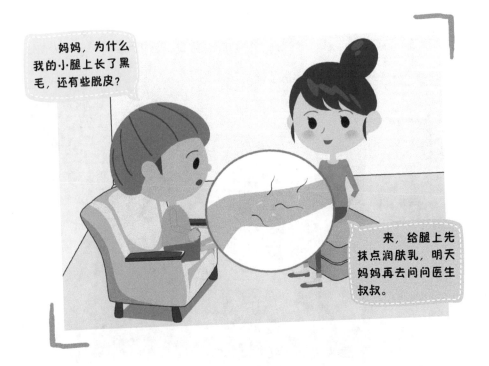

　　妈妈今天买了一盒润肤膏给我擦腿，因为我的小腿长时间用石膏固定，没有擦洗，长出了几根黑毛，还脱皮。妈妈咨询了医生，医生说这个现象是正常的。他让我们不必担忧，建议我平时穿棉质透气的袜子，天热则要减少在外活动；出汗后可以用温水轻轻清洗腿部；多吃点蔬菜水果，保持皮肤湿润，还可适当用一些润肤膏如郁美净儿童霜等，腿部很快就可以恢复正常。

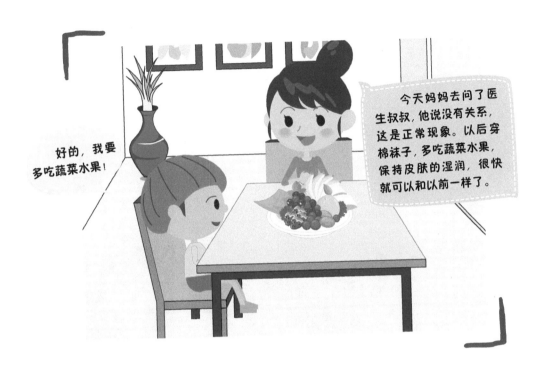

护士阿姨的话

　　由于石膏内皮肤长期摩擦，加之石膏里面闷热潮湿刺激了毛发的生长；再者是血管收缩，血液循环减慢，使其新陈代谢不能顺利进行，无法按期脱落，所以长出了黑毛。

15 ➡
有妈妈陪着我就能睡着

　　今天妈妈带我去医院拆掉了石膏，戴上了可脱卸的支具，但我戴上支具后，晚上睡觉不舒服，翻身也不方便。总觉得有东西压着我的腿，支具包裹的地方还痒痒的，想挠也挠不到。我想把支具取下来，却遭到妈妈的制止，她说这个能固定我的腿，防止我意外摔伤骨折。我向妈妈保证取下来后乖乖听话不乱跑，最后妈妈也没有同意。

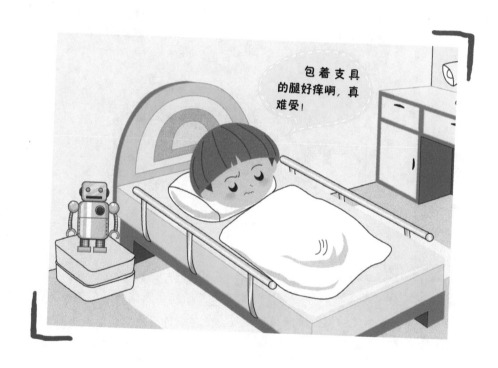

妈妈检查了支具，发现没有绑得太紧，只是长了一些痱子，痒痒的影响我休息。妈妈一边安慰我，一边用温水给我擦洗，之后还给我的腿部按摩，过了一会我也没有那么排斥腿上的支具了，慢慢地在妈妈的轻声轻语下睡着了。

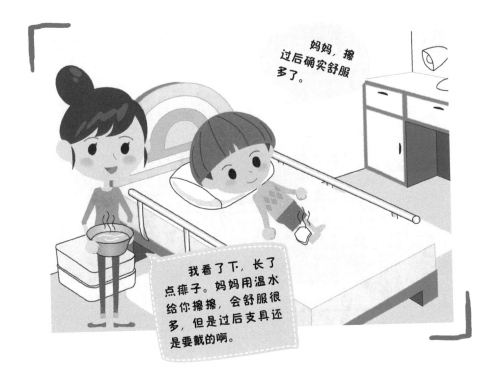

妈妈，擦过后确实舒服多了。

我看了下，长了点痱子。妈妈用温水给你擦擦，会舒服很多，但是过后支具还是要戴的啊。

护士阿姨的话

1. 因为是保护性支具，所以孩子晚上必须用支具保护患肢，以防止出现外伤，避免发生骨折。应逐渐增加支具固定时间，让孩子逐步适应。

2. 家长发现孩子的支具松紧不适合，压迫皮肤、血管、神经时应该到医院调整或更换支具。

3. 当孩子股骨、胫骨、足的长度因生长发生明显变化，原有支具丧失保护作用时需要更换支具。

4. 支具的保护作用是有限的，佩戴支具的孩子应该避免剧烈运动，譬如跑步、跳跃，防止外伤导致胫腓骨骨折。

5. 应尽量保持室内的通风凉爽，室内湿度不要太大。孩子袜套被汗湿应及时更换，也可以使用预防痱子的药物外擦。饮食注意多吃清淡食物，多吃水果蔬菜，多补充水分等。

16 → 戴着支具也要锻炼

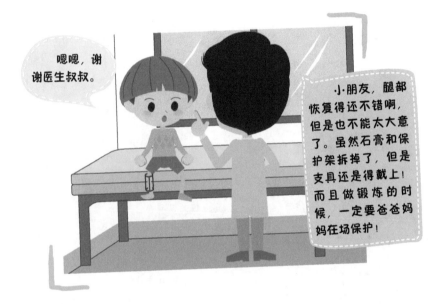

前两天妈妈带我去医院拆掉了石膏，医生检查了我的腿，因为之前有按照医生教的方法做一些锻炼，恢复良好。他让我不要大意，因为现在没有了石膏和外固定架的保护，我要在戴着支具、有爸爸妈妈陪同的情况下进行更多的康复锻炼。

后期的康复活动（拆除石膏后，佩戴矫形支具时）早中期的运动也需要做。复查没有问题后，可以在家人的帮助下做站立、行走的运动。站立是从健肢完全负重开始，慢慢转移重量到患肢负重，从部分负重到完全负重。

护士阿姨的话

1. 孩子术后切口疼痛缓解后就可以开始进行患肢的主被动关节功能训练。

2. 康复活动应以孩子的主动活动为主，因为康复活动方案是根据其实际年龄和承受能力制定的，活动范围由小到大，次数由少到多，力量由弱到强，不能操之过急。

如由医务人员帮助时，仅能做扶持患肢的辅助动作，不应由他人用力扳推，或做被动的屈伸、扭转等动作，不能让孩子感到疲劳，或手术部位发生疼痛。

17 我长高了

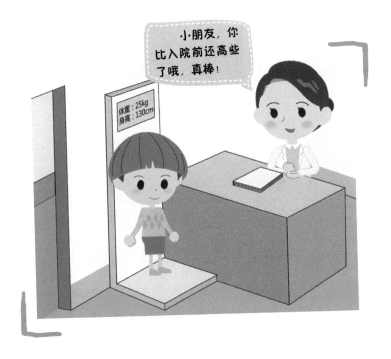

今天妈妈又带我去医院复查，医生叔叔表扬我很听话，按照他的方法积极锻炼，恢复得很好。医生还给我量了身高，我惊喜地发现居然长高了，一开始我还担心做这个手术会耽误我长高，毕竟之前我的两条腿粗细都不一样。

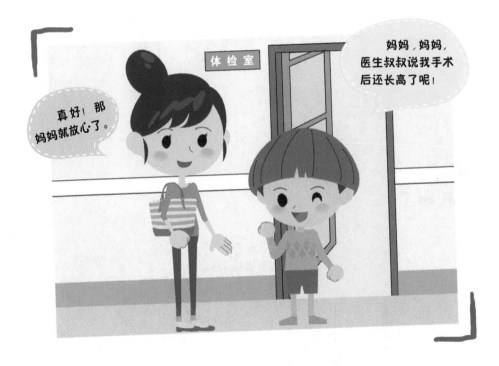

医生的办公室里，还有一个叔叔带着小弟弟在和护士阿姨说话。叔叔看到我后还问我现在走路有没有异常，原来是这个叔叔担心他的小孩做完手术会影响走路。于是我就走出办公室，在长长的走廊上走了一段路给他们看，他们都说看不出异样。

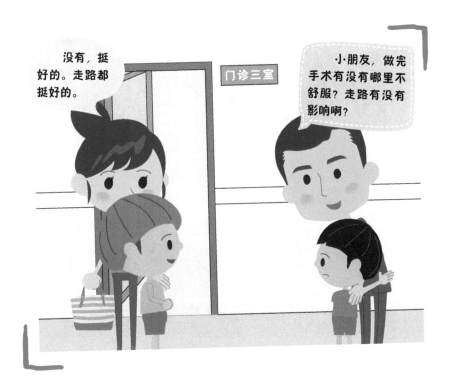

护士阿姨的话

　　先天性胫骨假关节一般情况下不会影响孩子长高，因为人体的身高由基因和环境决定。建议患儿平时注意平衡膳食，养成良好的饮食习惯和生活习惯，保证足够的睡眠，积极预防常见病如感冒、腹泻等。

　　孩子做完手术后在佩戴保护支具的情况下遵照医生的要求，可以参加合适的体育活动，他们成年后都能达到其预期的身高。

75

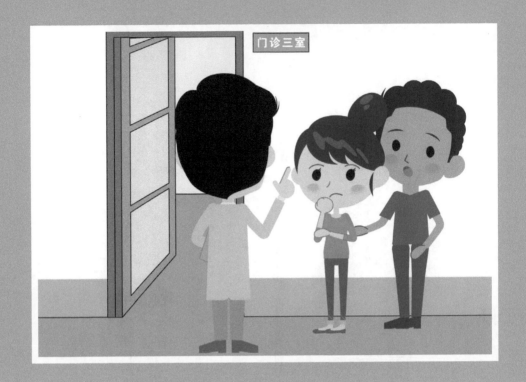

门诊三室

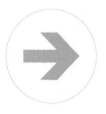

了解更多

妈妈，开刀我不怕

一个先天性胫骨假关节患儿的手术亲历

1. 孕检并不能确诊先天性胫骨假关节

第一胎是先天性胫骨假关节的患儿，其父母在计划生育二胎，担心二胎也可能患该病，想咨询医生孕检是否可早期发现先天性胫骨假关节。

国外报道先天性胫骨假关节的发病率为 1/25 万～ 1/14 万，属于罕见疾病，目前没有很好的方法早期发现该病。

有研究报道，伴有神经纤维瘤病 I 型的先天性胫骨假关节患儿存在17 号染色体基因突变，通过染色体基因检测可预测该病，但目前绝大部分医院未开展该染色体基因检测。

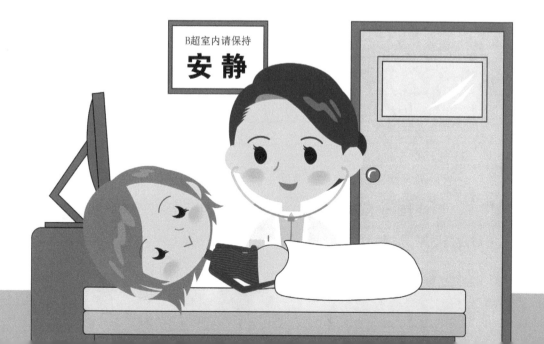

有时孕妇行 B 超检查时可发现胎儿胫骨弯曲，但并不是所有 B 超发现的胫骨弯曲的胎儿都是先天性胫骨假关节患儿，常令确诊陷入两难选择。

2. 先天性胫骨假关节的临床分型和治疗原则

先天性胫骨假关节是由于骨骼发育异常所致的胫骨畸形和特殊类型的骨折不愈合，最终形成局部的异常活动。它不是一个真正意义上的关节，而是非正常结构的、不具备关节功能的特殊类型骨折不愈合。

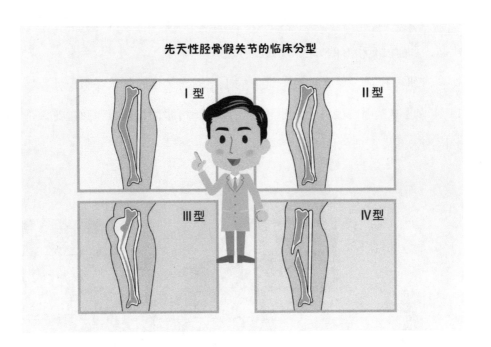

先天性胫骨假关节的临床分型

目前最常使用的临床分型方法是美国医生 Crawford 提出的：

（1）Ⅰ型：仅有胫骨向前弯曲。在畸形的顶点能够观察到骨髓腔通畅、骨皮质增厚。这种类型的孩子常有好的预后，一些甚至可能不会发生骨折。

此类型患儿需定期观察胫骨变化，避免剧烈运动以及防止外伤，最好使用支具保护患肢。后期可能会遗留肢体短缩。

（2）Ⅱ型：除了胫骨弯曲外，还有胫骨骨髓腔细小、骨皮质增厚症状。此类型患儿需密切观察胫骨变化，在支具保护下完成日常活动，禁止剧烈运动，防止外伤。此类患儿待骨骼成熟以后大多需行肢体力线矫形或肢体延长治疗。

（3）Ⅲ型：胫骨内可看到囊性病变，X线检查表现为类圆形的透光区。这种类型的胫骨假关节孩子多数会发生早期骨折，因此可能需要早期治疗。

（4）Ⅳ型：表现为胫骨完全性骨折，腓骨可正常、弯曲或骨折。

另外，先天性胫骨假关节患儿的腓骨X线检查表现可能包括以下四种情况：

（1）腓骨发育正常。

（2）腓骨发育不良（腓骨直径小于健侧腓骨直径）。

（3）腓骨囊性病变，多数发生在腓骨下1/3处。

（4）腓骨假关节，腓骨骨折。

先天性胫骨假关节的治疗原则是患儿未骨折之前尽可能预防骨折。

先天性胫骨假关节Ⅰ、Ⅱ型病例患儿可予以临床观察，佩戴支具保护患肢。

先天性胫骨假关节Ⅲ型病例患儿容易发生早期骨折，发生骨折后需要手术治疗。

Ⅳ型的病例一般需要手术治疗。手术时机依据肢体短缩程度、年龄、营养状况等情况综合考虑。

3. 应选择个体化手术治疗先天性胫骨假关节

1岁以内婴儿，仅需要指导监护人如何照护患儿即可。一旦患儿开始负重，即需要支具保护患肢。

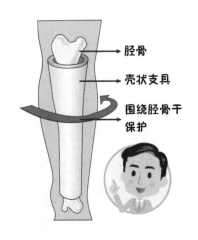

胫骨

壳状支具

围绕胫骨干保护

支具保护器一般推荐用壳状支具围绕胫骨干保护。考虑到功能需要，基于畸形顶点距离踝关节旋转中心的距离近，应尽可能采用踝关节可活动的支具。对患儿弯曲的尚未骨折的骨骼保护需要持续到发生骨折或患儿发育到骨骼成熟。

Ⅲ型先天性胫骨假关节的特点是胫骨内可看到囊性病变，X线检查表现为类圆形的透光区，这种类型的假关节患儿容易发生早期骨折，因此也可能需要早期的治疗。一些先天性胫骨假关节患儿尽管暂时未出现骨折，但是胫骨弯曲明显，预计骨折危险因素加重或预计会出现胫骨多个弯曲加重，可能会增加未来手术矫形难度以及不愈合的风险时，则也可能需早期手术。

总体来说，先天性胫骨假关节患儿需要根据其具体情况合理有效地选择个体化治疗方案。

4. 治疗先天性胫骨假关节要达成医患共识

先天性胫骨假关节是儿童骨科中的难治疾病之一，主要的治疗方法是外科手术治疗，其目的是获得长期骨愈合，防治肢体不等长，避免力线异常、关节僵硬和病理性骨折。

经历了近百年的临床探索，医生对先天性胫骨假关节的治疗目标基本上达成了共识，一致主张先天性胫骨假关节初期进行手术治疗实现假关节愈合、生长期保持假关节持续愈合，以及预防和处理胫骨短缩、成角畸形及踝外翻等并发症，是治疗先天性胫骨假关节的终极目标。

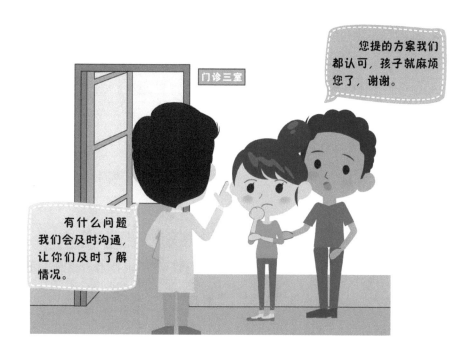

在假关节获得初步愈合后，为了发现和矫正后遗畸形，每个患先天性胫骨假关节的孩子必须定期随访，直至骨骼发育成熟。

近年来出现了一些新型的治疗方案，包括间充质干细胞移植、骨形成蛋白、双膦酸盐及其他新的手术方法等，对于医生来说根据病人情况个体化地选择治疗方法，对继发畸形的防治以及对并发症的预处理均有重要意义。

对患儿家长来说，正确地认识到治疗该病的难度，例如治疗周期长、并发症多以及费用较高等，能促进和提高家长对患儿治疗的依从性，积极地克服治疗中的困难，始终能与医生共同努力面对疾病，是患儿获得较好治疗效果的前提与基础。

5. 先天性胫骨假关节的主要治疗方法

先天性胫骨假关节的主要治疗方法是外科手术治疗，其目的是获得长期骨愈合，防治肢体不等长，避免力线异常、关节僵硬和病理性骨折。目前治疗方法主要有以下几种：

（1）联合手术治疗（错构瘤及病变骨膜切除、髓内棒固定、Ilizarov 外固定、包裹式自体髂骨或骨膜移植术）

该方法主要包括：骨膜移植术、髓内棒结合皮质骨移植术、Ilizarov 环形外固定器联合髓内棒术、包裹式自体髂骨移植等手术技术。湖南省儿童医院骨科团队实施的错构瘤及病变骨膜袖套状切除术、经足踝髓内固定、包裹式自体髂骨移植和 Ilizarov 环形外固定器的联合手术技术，是治疗儿童先天性胫骨假关节的相对可靠有效的方法。近十年来，对来自全国各地的多例胫骨假关节手术后患儿随访结果表明，该手术方案不仅明显缩短了患儿愈合时间，也降低了再骨折发生率，尤其适用于多次手术失败的病例。

（2）Masquelet 技术

该方法分为两个阶段。第一阶段包括根治性切除病灶和骨缺损区骨水泥填充，用髓内钉内固定。第二阶段（是在填充骨水泥第6到8周后），去掉骨水泥，保留骨水泥周围诱导膜，填充自体移植物（皮质骨和松质骨），缝合这层诱导膜。使用经足踝髓内棒稳定重建的胫骨及移植物。该方法适合于伴大段骨缺失的患儿。

（3）带血管蒂的游离腓骨移植

此手术的步骤为切除胫骨假关节后，从健康侧的腓骨连同血管取下一段，经显微外科技术移植到胫骨假关节处，吻合血管，并用螺丝钉或钢针固定。该方法成功率较高，但对手术者技术要求很高，大部分医院不能开展。

（4）三合一骨融合术

对于胫腓骨都弯曲，只有胫骨骨折，腓骨没有骨折的病例，可选择将腓骨近端截骨，将胫骨假关节切除后的两端和腓骨远端用可吸收线"捆绑"到一起，再围绕胫腓骨植骨，就像做三明治一样。

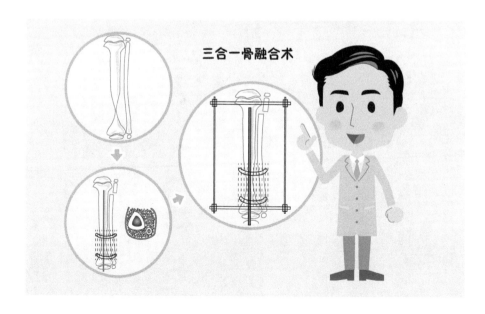

三合一骨融合术

该术式通过完整地切除假关节硬化部分和纤维错构瘤组织，实现胫骨髓腔再通，让胫腓骨融合到一起，增加假关节区域的愈合面积和胫骨的稳定性，减少再骨折的发生。打个比方，将腓骨和胫骨各视为一根筷子，两根筷子比一根筷子更难折断。

该手术的优点是：①使假关节愈合面积最大化；②大范围促进骨愈合；③使踝关节稳定和防止腓骨远端部分向近端移位，减少踝外翻发生；④可允许早期去除髓内棒，以恢复维持踝关节的可动性。

"三合一骨融合术"能稳定踝关节和促进骨愈合，防止假关节部位的再度骨折，对于腓骨没有骨折的先天性胫骨假关节患儿是一个较好的选择。

（5）四合一骨融合术

该术式可精细而完整地切除假关节硬化部分和纤维错构瘤组织，实现胫骨和腓骨髓腔再造。将胫骨的近端、远端和腓骨近端、远端放置在一起，将宽大的自体皮质骨移植在胫腓骨之间，用大量的松质骨填塞。该手术的

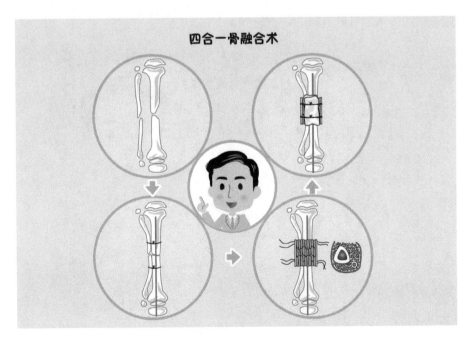

四合一骨融合术

优点是：①使假关节愈合区域最大化；②大范围促进骨愈合；③使踝关节稳定和防止腓骨远端部分向近端移位；④维持踝关节的可动性。"四合一骨融合术"能稳定踝关节和促进骨愈合，对于萎缩型先天性胫骨假关节伴有 B2 型腓骨假关节的患儿是一个较好的选择。

（6）间充质干细胞移植

该治疗方案认为骨愈合的病理生理基础主要取决于细胞的成骨分化潜能。实验表明，先天性胫骨假关节患者的间充质干细胞分化为成骨细胞的能力低。有研究表明，间充质干细胞移植对治疗先天性胫骨假关节可能是一种很有前途的治疗方案。但仍需要进一步的研究来证实间充质干细胞移植比标准的外科治疗更为有效。

（7）药物和外科手术联合治疗

①骨形态发生蛋白

该方法是在行胫骨假关节切除、胫骨髓内棒固定同时将重组人骨形成蛋白 -2（BMP-2）注射浸透胶原蛋白海绵，包裹假关节局部。研究者得出结论：使用重组人骨形成蛋白 -2 可能会缩短愈合时间、提高获得长期愈合的机会。

②双膦酸盐

自从在假关节周围的错构瘤组织中观察到破骨细胞活性增加，于是学者们努力通过给予双膦酸盐来抑制破骨细胞。但是欧洲和日本的多中心试验结果表明：不能确定双膦酸盐对胫骨假关节获得骨愈合的贡献有多大，但能有效提高骨密度。

③联合使用重组人骨形成蛋白与双膦酸盐

根据这些临床数据及以前的临床前沿结果，研究者提出双膦酸盐通过抑制破骨性骨质流失可能对于骨形态发生蛋白诱导骨生成有很大的帮助。

④ "Shotgun" 联合治疗方案

该方法用双膦酸盐和骨形态发生蛋白药物联合骨膜和自体松质骨移植、胫腓骨融合、髓内棒和外固定治疗先天性胫骨假关节。

这种联合治疗方案，使先天性胫骨假关节的机械力学环境和生物学环境达到最佳。研究者认为这种联合式的治疗方案是目前先天性胫骨假关节的最佳治疗组合。

综上所述，先天性胫骨假关节愈合的关键因素包括充分切除含病变骨膜假关节、足够稳定的固定、建立适合骨愈合的最佳生物环境，以及保护性负重至骨骼发育成熟。外科手术治疗及骨形态发生蛋白、间充质干细胞、双膦酸盐等治疗先天性胫骨假关节的前景可观。复杂的先天性胫骨假关节治愈率仍然不确定，有必要开展更大的、前瞻性的多中心研究。在患者骨骼发育成熟时，需要用统一的评价方法进行多中心评价，回答这些未解决的问题。

6. 先天性胫骨假关节手术病变部位植骨要取髂骨

由于胫骨假关节处有大量错构瘤组织，严重影响局部供血，术中需切除错构瘤组织以及病变假关节，需要植骨以促进局部骨愈合。

根据先天性胫骨假关节手术方式，常常会进行自体骨植骨术，即将同一人体上的骨从一个部位移植到新的部位，称自体骨移植。

自体骨移植是先天性胫骨假关节手术中骨移植的金标准，也就是说，孩子自己的骨骼是植骨最好的材料。由于所需骨量较大，人体能提供大量松质骨和皮质骨板的区域只有髂骨，所以髂骨便成为该手术的取骨重要部位。髂骨分为内、外两块骨板和中间松质骨，手术中所取的植骨区为外侧骨板和松质骨，保留内侧骨板和骺软骨。经编者近 10 年的临床观察，一般术后 1 年取骨部位的骨质基本能恢复到正常。

7. 神经纤维瘤病的类型和表现

神经纤维瘤病是一种良性的先天性遗传性周围神经疾病，属于常染色体显性遗传病，就是常说的遗传病。其组织学上起源于周围神经鞘神经内膜的结缔组织。它常累及起源于外胚层的器官，如神经系统、眼和皮肤等，是常见的神经皮肤综合征之一。

根据患儿的临床表现和基因定位位点不同，临床上分为两种类型。即神经纤维瘤病Ⅰ型和神经纤维瘤病Ⅱ型。

神经纤维瘤病Ⅰ型的临床表现

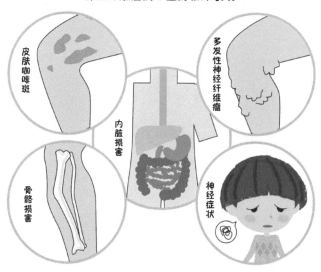

皮肤咖啡斑

多发性神经纤维瘤

内脏损害

骨骼损害

神经症状

神经纤维瘤病 I 型的临床表现：

（1）皮肤咖啡斑：几乎所有的患儿都有皮肤色素斑，呈淡棕色、暗褐色或咖啡色。腋窝部出现雀斑样色素沉着。

（2）多发性神经纤维瘤：患儿可全身出现无痛性皮下肿物，并逐渐增加和扩大。青春期进展明显，多无临床症状，少数表现为放射性或灼烧样疼痛，肿瘤压迫视神经可引起视力下降等。

（3）神经症状：多数患儿无不适，仅少数患儿出现智力下降、记忆力障碍、癫痫发作、肢体无力、麻木等症状。

（4）骨骼损害：少数患儿出生时即出现骨骼发育异常，或肿瘤生长过程中压迫骨骼引起异常。

（5）内脏损害：生长于胸腔、纵隔、腹腔或盆腔的神经纤维瘤可引起内脏症状，其中消化道受累可引起胃肠出血或梗阻，还可引起内分泌异常。

神经纤维瘤病 II 型的临床表现：

患儿双侧进行性听力下降是首先出现的最为常见的症状，也有部分患儿表现为单侧严重的听力障碍或波动性听力丧失或突发性听力丧失。

最常见的临床症状为耳鸣、听力下降、头晕，其次为手颤、走路摇摆、语调异常等共济失调表现，以及口角歪斜、面部麻木感等，这些症状多为单侧。少数患儿诉持续性头疼，伴恶心、呕吐和视物不清等颅内压增高表现。

8. 患有神经纤维瘤病 I 型的孩子不一定患先天性胫骨假关节，身体上有咖啡色斑也不一定是神经纤维瘤病

咖啡斑并不只是神经纤维瘤病才会出现的特异性表现。其他疾病，例如结节性硬化、麦丘恩 – 奥尔布赖特综合征、普罗特斯综合征等疾病，同样有可能伴有咖啡斑。

患有神经纤维瘤病 I 型的患儿，发生先天性胫骨假关节的概率会显著高于普通人群。目前，在就诊的先天性胫骨假关节患儿中约有 50% 的患儿患有神经纤维瘤病 I 型，但并不是患有神经纤维瘤 I 型的患儿就一定会发生先天性胫骨假关节疾病。1987 年美国 NIH（国立卫生研究院）制定了神经纤维瘤病的诊断标准。

神经纤维瘤病 I 型诊断标准：

（1）6 个或 6 个以上的咖啡斑，青春期前最大直径 5mm 以上，青春期后最大直径 15mm 以上。

（2）2 个或 2 个以上任意类型神经纤维瘤或 1 个丛状神经纤维瘤。

（3）腋窝或腹股沟褐色雀斑。

（4）视神经胶质瘤。

（5）2 个或 2 个以上 Lisch 结节，即虹膜错构瘤。

（6）明显的骨骼病变：如蝶骨发育不良，长管状骨皮质菲薄，伴有假关节形成。

（7）一级亲属中（指父亲、母亲）有确诊神经纤维瘤病 I 型的患儿。上述标准符合 2 条或以上者可诊断神经纤维瘤病 I 型。咖啡斑只是神经纤维瘤病的表现之一，需要达到上述诊断标准才能明确诊断。

9. 神经纤维瘤病有 50% 可能会遗传，先天性胫骨假关节也可能遗传

神经纤维瘤病 I 型其致病基因位于常染色体 17q11.2。该染色体位点缺失，致使患病者不能产生相应的蛋白——神经纤维瘤蛋白。神经纤维瘤蛋白是一种肿瘤抑制因子，通过加快降低原癌基因 p21-ras 的活性从而减缓细胞增殖。

神经纤维瘤病 II 型位于常染色体 22q11.2。患病者此基因位点缺失，致使患儿体内不能产生雪旺氏细胞瘤蛋白。该蛋白是否抑癌基因及其作用机制目前尚不清楚。但它可能在细胞周期的运行、细胞内及细胞外信号传导系统中起作用。

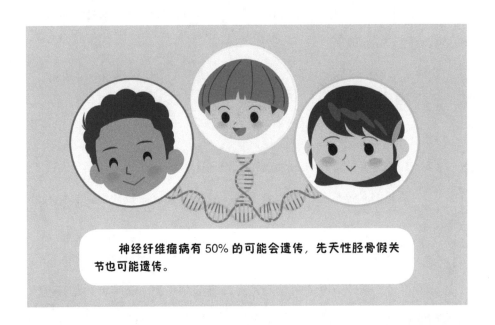

神经纤维瘤病有 50% 的可能会遗传，先天性胫骨假关节也可能遗传。

有学者研究发现，先天性胫骨假关节可能和 NF1 基因突变有关。我们在临床工作中也发现有 2 个胫骨假关节患者的家系（即父母和孩子都有胫骨假关节），关于该病的成因有许多学说。

宫内压迫学说认为胎儿在子宫内，足呈极度背屈，压在下 1/3 胫骨上，严重影响该处血供。有人认为是宫内创伤，形成该处骨折产生畸形。但更多的人认为是一种全身代谢性紊乱引起的疾患，有的病人合并有皮肤色素斑，局部常合并有神经纤维瘤的存在。也有学者认为先天性胫骨假关节和骨纤维结构不良可能属同一病因，仅有不同的临床表现。

10. 不是所有小腿弯曲都是先天性胫骨假关节

先天性胫骨假关节诊断不困难，但并不是所有的小腿弯曲都是先天性胫骨假关节。早期假关节没有形成之前应该与以下疾病相区别：

（1）骨折畸形愈合或不愈合：小儿外伤性胫骨骨折，畸形愈合可以发生小腿弯曲，而骨折不愈合罕见。即使产生不愈合，也常可见到有骨痂生长。

（2）成骨不全：成骨不全是全身性疾病，大多数病例有多次骨折病史。很容易发生骨折但愈合也较快。此外，此病还会有蓝巩膜、听力障碍等特殊症状。

（3）佝偻病：长骨干骺端软骨板和骨组织钙化不全，下肢因负重引起膝内翻，多为双侧，X 线检查发现干骺端变宽，骺线增宽。但一般无明显骨质硬化，骨髓腔通畅。

（4）骨纤维结构不良或骨瘤样病损。

11. 胫骨近端内、外翻畸形的治疗方法

对于手术前就存在胫骨近端内翻或外翻畸形的患儿，在手术中力求恢复正常胫骨力线。手术中可采用经皮克氏针钻孔折骨，让髓内棒通过折骨处保持正常力线，伊氏架加压固定促其愈合。

即使先天性胫骨假关节愈合，胫骨近端内翻或外翻畸形逐渐进展不能自然矫正，也易产生内翻或外翻畸形。如内翻或外翻大于5°，可采用生长引导技术矫正畸形。常见的生长引导技术有"8"字钢板半骨骺阻滞术，使生长过快侧的骨骺在钢板螺钉压力下减缓生长速度，以达到双侧平衡，胫骨力线恢复正常后再拆除"8"字钢板螺钉使骨骼恢复生长，能取得良好的矫形效果。一般医生会定期对患儿进行追踪检查，观察其胫骨近端畸形的矫正效果。一旦胫骨近端畸形完全矫正，"8"字钢板就需要取出，否则会出现相反畸形。

12. 胫骨近端发育不良会影响疗效

一部分先天性胫骨假关节患儿本身存在胫骨近端向后弯曲成角（称之为后弓畸形）、部分骨皮质缺损、髓腔狭小等畸形，导致胫骨近端发育不良。

胫骨近端发育不良最早是由一位韩国医生发现了这类现象，表现为胫骨近端生长板前倾、胫骨向后弯曲畸形、干骺端漏斗状改变等情况。因胫骨近端截骨矫形后出现不愈合或近端新的假关节，给胫骨假关节治疗带来严重困难甚至影响胫骨假关节的愈合，成为先天性胫骨假关节治疗一大难点。

上述情况如果不治疗，胫骨近端力线不正常，久而久之可能会出现膝关节畸形、骨折等严重问题。

13. 胫骨近端后弓畸形的治疗方法

胫骨近端向后弯曲成角现象是胫骨近端发育不良的一种表现。

治疗胫骨近端畸形，需因人而异。如果胫骨存在近端后弓畸形，但胫骨近端髓腔发育好，髓内棒能植入胫骨近端，在治疗先天性胫骨假关节的同时治疗胫骨近端成角畸形，需折骨矫形髓内棒植入，矫正力线使胫骨近端生长板恢复正常水平，减少再次出现成角畸形的因素，取得良好效果。

如果胫骨近端后弓畸形同时出现严重骨缺损、髓腔细小无法植入髓内棒或髓内棒植入不能稳定支撑的情况，此时完成胫骨近端折骨矫形，可能会出现胫骨近端不愈合或形成假关节，产生严重畸形以及新的假关节。专家建议此种情况可先治疗胫骨假关节，观察胫骨近端变化，必要时二期行截骨矫形，或行胫骨近端后侧半骨骺阻滞引导生长板矫正前倾，以达到改善后弓畸形的目的。

14. 踝外翻的治疗方法

（1）踝外翻畸形是指足踝部向外侧的扭转外倾，引起明显的外观畸形。病因常常是伴有腓骨病变或腓骨假关节，产生的后果比较严重，往往伴有外踝（腓骨）的短缩。正常站立时，沿着足跟划一条竖线应该和小腿的轴线是重合的，踝外翻的足跟轴线偏向外侧。

胫骨假关节的踝外翻一般是腓骨假关节所致的腓骨短缩或胫骨远端的生长异常造成的。临床上常依据 X 线检查上踝外翻的严重程度，分为 0 到 Ⅲ度。临床上常需要拍摄踝关节的正侧位片以明确踝外翻的严重程度，并以此来决定治疗方案。

踝外翻分级依据腓骨骺板和胫骨骺板的相对位置来分度。临床上常常依据踝外翻分度决定治疗方案。

0 度踝外翻（正常）是指腓骨骺板位于胫骨骺板的远端，不需要治疗。

Ⅰ度踝外翻（轻度）是指腓骨骺板上移，但仍位于胫骨骺板的远端，仅仅予以观察，半年复查一次即可。

Ⅱ度踝外翻（中度）是指腓骨骺板位于胫骨骺板水平，可予以支具治疗，定期复查，如有加重趋势，可能需手术治疗。

Ⅲ度踝外翻（重度）是指腓骨骺板高于胫骨骺板水平，因畸形严重，一般需要手术治疗。

（2）Ⅲ度踝外翻一般有两种治疗方案：

第一种手术方法是胫骨骨骺阻滞术，即采用螺钉"锁住"胫骨的远端内侧生长板，使胫骨远端内侧长慢一些，而胫骨远端外侧和腓骨的生长速度正常。一般通过 1 ~ 2 年的时间，患者踝外翻畸形矫正时，再做个小手术取出螺钉、恢复胫骨远端内侧的生长。

该手术可能会导致胫骨短缩，但因为阻滞时间不超过两年，一般肢体短缩会在 2cm 以内，取出螺钉后胫骨的生长恢复正常，一般不需特殊处理。

第二种手术方法是胫腓骨远端的融合手术。对于一些假关节位于胫骨远端的病例，可在行胫骨假关节手术的同时行胫腓骨远端的融合手术，让胫腓骨远端长到一起，这样既可以逐渐使假关节和踝关节恢复正常，又能增加胫腓骨的稳定性，促进假关节愈合。因对胫腓骨远端骺板不产生伤害，不会导致小腿短缩。

15. "8"字钢板需要适时取出

医生会定期对患儿进行追踪检查，观察胫骨近端畸形的矫正效果。一旦胫骨近端畸形完全矫正，"8"字钢板就需要取出，否则会出现相反畸形。

"8"字钢板取出的时间以复查 X 线检查结果来决定，当胫骨近端力线恢复正常即可取出"8"字钢板。

通常"8"字钢板半骨骺阻滞术 1 年内矫正速率约为 1°/月，根据术前需矫正的度数可大概推算出取出的时间。患儿可遵医嘱每三个月复查一次 X 线检查，了解畸形矫正情况、测量成角度数更为精准，以便医生决定并预计取出钢板的时间。

16. 中药只能辅助治疗先天性胫骨假关节

先天性胫骨假关节的孩子因手术前后均佩戴支具进行保护，限制性地减少了肢体负重和行走，因此骨质疏松、肌肉萎缩均会不同程度地存在。有些中药对于增强孩子体质、改善骨骼条件有一定的帮助。

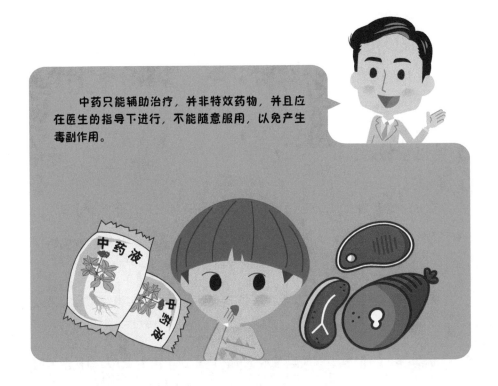

中药只能辅助治疗，并非特效药物，并且应在医生的指导下进行，不能随意服用，以免产生毒副作用。

　　营养不良的孩子行先天性胫骨假关节的手术容易出现切口不愈合、术后恢复不良、假关节愈合延迟等风险。补气健脾的中药,如黄芪、党参、茯苓、白术等，养血活血药如当归、川芎、川七、大枣、丹参等，可提供钙质与胶质的药物，如龙骨、牡蛎、阿胶等对其有一定作用，可由中医师辨证论治为患儿调配后，再炖煮鸡肉或排骨食用，可以增加孩子的食欲和增强体质，为手术创造条件。

　　一些补肾的中药例如山药、续断、杜仲、冬虫夏草、肉苁蓉等对骨骼的生长有一定帮助，可在中医师指导下服用。

　　但值得指出的是，在先天性胫骨假关节的治疗中，中药只是辅助治疗，并非特效药物，并且应在医生的指导下进行，不能随意服用，以免产生毒副作用。

17. 按摩、泡脚能预防下肢肌肉萎缩

先天性胫骨假关节患儿发生骨折后，一般都需要手术治疗，目前还没有保守治疗治愈假关节的方法。

但胫骨假关节骨折后孩子一般都需要佩戴支具，限制了活动，行走得较少，骨骼得不到充分的锻炼，会存在骨质疏松、肌肉萎缩现象。通过按摩、泡脚等能促进下肢的血液循环，配合下肢的主动功能锻炼，对于预防下肢肌肉萎缩有一定的帮助，但其方法本身不能治愈胫骨假关节。

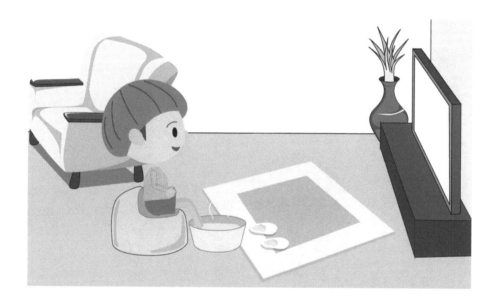

18. 先天性胫骨假关节与钙、磷的缺乏有关系

先天性胫骨假关节是出生时已经存在、出生后才开始发生发展的一种特殊的罕见疾病，其发病原因在前面内容中也有介绍，跟骨膜病变、胫骨先天性发育不良有关。

研究表明，钙和磷的缺乏对儿童的骨骼生长会产生影响，目前已明确钙和维生素 D 的缺乏是佝偻病发展的独立因素，慢性磷缺乏与佝偻病有关，低磷性佝偻病也被认为是身材矮小的原因。当过多地给予钙、磷则会引起循环中血钙、血磷的浓度异常，增加和导致某些临床并发症，如高钙、高磷血症。

与磷缺乏一样，维生素 D 缺乏是引起佝偻病的因素之一，缺乏维生素 D 可以引起维生素 D 缺乏性佝偻病。但没有研究表明钙和磷的缺乏与先天性胫骨假关节存在直接关联。

19. 先天性胫骨假关节术前检查的重要性

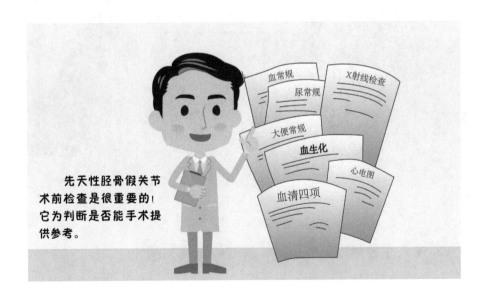

血常规检查：是为了判断病人是否有贫血、感染、血液系统疾病等情况。

尿常规检查：是为了判断病人是否有尿路感染及肾脏疾病的一项基础检查。

大便常规检查：判断病人是否有寄生虫或肉眼不可见的便血等。

血生化检查：可了解机体肝、肾、凝血功能等，如有异常要暂缓手术。

血清四项检查：可判断患儿有无乙肝、丙肝、艾滋、梅毒的感染情况，如有感染，手术室医护人员和器械都需要提前准备。

心电图检查：能反映一些患儿曾经未发现的心脏问题，有些问题需要经过治疗后才能手术。

X 线检查：胸片、骨盆平片、双下肢正侧位片，可初步判断患儿肺部、骨盆及胫腓骨有无明显异常。术前双下肢 X 线检查以明确假关节病变大小、性质、范围、病变分期等情况，为手术方案提供参考。

20. 麻醉的并发症和风险

麻醉所致的并发症发生在麻醉中和麻醉后。在麻醉过程中，麻醉药和其他治疗用药、输血等可引起患儿的过敏、输液反应以及其他药物相关的并发症；神经阻滞麻醉可引起局部组织损伤、血肿、局部感染等；全身麻醉可引起呼吸抑制、呼吸道梗阻、麻醉后苏醒延迟、肺部感染等；气管内插管可引起局部组织损伤、声音嘶哑、牙齿脱落、呼吸道损伤和感染等；麻醉期间可有恶心、呕吐、误吸、窒息等；麻醉手术过程中，也可因创伤、失血以及麻醉手术引起休克、器官功能障碍等。

麻醉后患儿可出现恶性高热，术后镇痛可出现镇痛相关并发症，如呼吸抑制、恶心呕吐、误吸、窒息而危及生命。也有患儿手术创伤大，不耐受手术打击和麻醉，出现失代偿，导致病情加重，康复困难。

临床手术中，各种并发症的发生概率都非常低，医生会采取预防措施来避免麻醉并发症的发生。如完善的麻醉前检查、准备，术中精准的麻醉监测，术后严密的麻醉监护，使患儿的生命更加安全。

虽然汽车有污染、噪声等缺点，甚至严重时会发生车祸，但是没有一个患儿会从很远的地方走到医院而拒绝乘车。一样的道理，无论麻醉对疼痛的治疗作用，还是对患儿的生命体征的保证作用，其积极意义远远大于麻醉本身可能产生的不利影响。因此，家长大可不必对麻醉有所恐惧。

21. 术后孩子睡觉时惊醒，身体抖动不要慌

麻醉所致的全身麻醉于术后一周内，患儿可能会出现不同程度的失眠和短时间的记忆障碍，睡觉时惊醒、身体抖动，使家长特别担心。这是因为手术对患儿来说是一个经历创伤的过程，康复需要一定的时间。因为孩子正在生长发育过程中，神经系统发育尚不完善，大脑皮层发育尚不成熟，中枢神经细胞兴奋性较高、受刺激容易引起兴奋，患儿睡觉处在浅睡眠的状态时，遇有声音、光亮、震动以及改变体位都会有惊醒、身体抖动的现象出现。再者由于患儿来到医院陌生环境，会产生紧张和恐惧心理，致使出现这些症状。如果孩子一切生命指标（呼吸、血压、心率）在正常范围，呼吸循环功能、四肢肌张力等正常，排除术后高热抽搐和电解质紊乱造成的抽搐，一般不会有大碍，家长不要过度紧张，待患儿身体状态逐渐恢复，这种症状会消失。

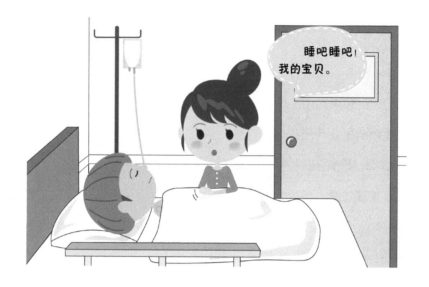

家长可以陪在孩子身边安抚他，抚摸他的额头、轻轻握揉患儿的四肢，唱患儿熟悉的儿歌等，以消除孩子的恐惧心理。

22. 孩子在留置导尿管期间要注意这些

（1）预防逆行感染

集尿袋固定在床旁，集尿袋的高度不得超过膀胱高度并应避免挤压，防止尿液返流。尤其是当患儿翻身更换体位或外出检查需取下集尿袋重新固定时，注意保持集尿袋位置。

保持外阴清洁，护理人员每日用生理盐水棉球擦洗患儿尿道外口2次，以减轻尿道口黏膜损伤和水肿及预防感染。

患儿每天饮水应大于1500mL，起到冲洗尿道作用，待膀胱功能逐渐恢复，尽早拔除导尿管。

（2）预防尿道损伤

在为患儿翻身或活动时注意保护导尿管，并留有足够的长度，避免牵拉导尿管而脱出。

集尿袋内尿液达 1/3 ～ 1/2 时应倾倒，防止重力作用使尿管脱出。

对烦躁的患儿约束固定好四肢，预防患儿因不适强行拔管，甚至将导尿管置入膀胱颈部的膨大的气囊强行拉出致尿道黏膜撕裂出血。

锻炼膀胱功能：留置导尿管期间，应定时进行膀胱功能锻炼，护士会用止血钳夹闭尿管，让尿液暂时潴留在膀胱内，等患儿有尿意时每 2 小时开放尿管 1 次，排尽膀胱内尿液后再次夹闭尿管，以此锻炼膀胱的舒张收缩功能，预防拔管后膀胱收缩功能降低而发生尿潴留。

23. 先天性胫骨假关节术后孩子胫骨短缩畸形的治疗方法

先天性胫骨假关节术后孩子肢体不等长，是骨愈合之后的一个主要问题，受累的胫骨本身就会稍短于正常侧的胫骨，只要假关节不愈合，小腿就会发生进行性的缩短，同时肢体缩短也与重复失败的手术相关。要想达到双侧肢体等长，对于不同短缩程度的肢体，处理方法不同。

一般来说，预期肢体长度差异小于 5 厘米时，在骨骼发育成熟之前做对侧股骨和 / 或胫骨的骨骺固定术，即骨骺阻滞术，使双侧肢体生长速度减慢，以达到两侧肢体等长。

在骨骼发育成熟后，预期的肢体长度差异超过 5 厘米的患儿可以进行胫骨近端延长，通过牵拉骨生长技术延长胫骨近端，在胫骨近端为正常形态的患儿可以完成高质量无并发症的近端干骺端延长。

当有明显的胫骨近端发育不良或以前有过延长病史时，需要做骨骺下胫骨的延长或同侧股骨的延长。当预期在骨骺成熟时肢体长度差异超过 8 厘米时，单侧的胫骨近端和 / 或股骨延长及对侧骺骨干固定术（骨骺阻滞术）是一个较好的选择。在胫骨近端条件允许下，术前先计算出胫骨短缩长度预测值，做先天性胫骨假关节联合手术同时做胫骨近端经皮截骨延长，能取得良好效果，既可减少手术次数，又可在延长的同时通过调节外固定架调整胫骨力线异常，此为推荐的治疗方法。

24. 先天性胫骨假关节患儿佩戴支具必读

（1）佩戴膝踝足支具的患儿类型

可能导致膝关节屈曲畸形和关节僵硬的治疗以后，患儿需要佩戴。如胫骨延长术后，因为骨延长导致膝关节的肌肉紧张，为预防膝关节屈曲挛缩畸形，用膝踝足支具可以半强制性使膝关节伸直预防屈曲畸形；又可定期调节开关，让膝关节主被动做屈伸活动，预防关节僵硬。

在胫骨中上段做了截骨手术后的骨愈合期内，膝下型支具无法提供可靠保护的患儿，需佩戴可调膝踝足支具以预防再骨折及膝关节屈曲挛缩僵硬等并发症。

（2）佩戴踝足支具的患儿类型

对假关节位于胫骨中下段的患儿，如果尚未出现假关节部位骨折或无明显移位，以及胫骨不需延长、踝关节被髓内棒固定的中下段的假关节术后的患儿可佩带固定式踝足支具予以保护。

（3）佩戴动踝与静踝支具的患儿类型

对假关节位于胫骨中下段、无骨折且假关节部位粗大难以发生骨折，以及中下段胫骨假关节术后，无骨延长、愈合较好、无髓内棒固定踝关节的患儿可以佩戴活动式足踝支具。

25. 这些食物能够促进孩子切口的愈合

切口的愈合与机体营养状况关系密切。若创伤前营养不良，创伤后又不注意营养支持，则切口难以达到良好的愈合。营养不良又可导致免疫功能下降，易继发切口感染。切口愈合是一个必须有蛋白质（氨基酸）、不饱和脂肪酸、碳水化合物、维生素，及微量元素铁、铜、锌等营养素的补充才能完成的复杂过程。

（1）补充高蛋白膳食：由于创面出血、渗出、脓液形成、组织坏死等各种原因造成蛋白质的大量损耗。

（2）补充富含胶原蛋白的猪皮或猪蹄类食物。

（3）根据切口愈合需要，饮食中应提供：

富含铜的食物：瘦肉、动物肝、水产、虾米、豆类、白菜、小麦、粗粮、杏仁、核桃等。

富含锌的食物：虾米、紫菜、猪肝、芝麻、黄豆、带鱼等。

富含铁的食物：动物肝、心、肾、全血，以及蛋黄、瘦肉类、鱼类为首选，绿叶菜、水果、干果、海带、木耳、红糖等。

富含钙的食物：鱼松、虾皮、虾米、干豆、豆制品等。

26. 这些食物可有效防止孩子便秘

（1）酸奶：酸奶能调整肠道菌群，使肠道功能维持平衡，这样既能防止便秘也能防止腹泻。

（2）香蕉：香蕉内含有丰富的糖和纤维物质，有利于消化和通便等功能。

（3）芦笋、芹菜、青菜等高纤维食物：这类食物含有丰富的水分和膳食纤维，能软化大便，防治便秘。

（4）西红柿：西红柿含有的各种维生素、茄红素、柠檬酸、苹果酸、果胶等成分都是促进胃肠蠕动的法宝。

（5）坚果：别轻视小小的坚果，它的膳食纤维含量不比蔬菜水果低。坚果中含有丰富的维生素 B 和 E、蛋白质、亚油酸、亚麻酸，能够增加肠道中双歧杆菌的含量，连同植物纤维素一起刺激肠道蠕动，从而起到润肠通便、治疗便秘的作用。

27. 先天性胫骨假关节患儿术后如何科学补钙

（1）先天性胫骨假关节术后孩子需要适量补钙

因孩子术后假关节局部成骨细胞活跃，对钙质的需求增加，且孩子正处于生长发育阶段，对钙的需求量本来就偏高一些（钙的摄入量大于排出量），需根据孩子的年龄和饮食结构适量补充钙剂。

不同年龄孩子每天的钙需要量：6 个月内婴儿大约每天需要 200mg 钙；7 个月～1 岁内儿童每天需要 200～250mg 钙；1～4 岁儿童大约每天需要 600mg 钙；4～7 岁儿童大约每天需要 800mg 钙；7 岁以上儿童大约每

天需要 1000mg 钙。钙剂的具体补充方案应咨询医生，遵照医嘱就不会因钙摄入量不足影响生长发育，也可避免因补充过多钙带来的不良反应。

（2）需根据孩子的年龄和饮食结构来确定补钙量

不同年龄的孩子，每天钙的需要量是不同的。由于提供的饮食结构不同，每天额外补充的钙量也是有差别的。鱼肝油的主要成分是维生素 A、维生素 D，维生素 D 可以促进钙的吸收。每天补充适量的维生素 D 400 ～ 800 国际单位，最多不能超过 800 国际单位。正常情况下，2 岁以后的孩子食物越来越丰富，户外活动日渐增多，接受日光照射的机会增加，阳光中紫外线照射会促进皮肤维生素 D 的合成，因此，2 岁以后的孩子就不用吃鱼肝油了。

母乳每 100mL 含钙约 34mg，且母乳中钙和磷的比例为 2 ∶ 1，适宜于钙的吸收。当宝宝每天的鱼肝油需要量得到满足时，对 6 个月内母乳喂养的宝宝，可以不额外补充钙剂，而 6 个月～ 1 岁母乳喂养的宝宝也只要稍微额外补充一些钙就够了，即每天给予 75 ～ 100mg 的钙元素。如果宝宝是牛奶喂养，虽然每 100mL 牛奶含钙可达 125mg，但牛奶中钙和磷的比例不利于钙的吸收，因此尽管牛奶含钙量高，对 1 岁以内的宝宝仍要额外补充钙，每天 75 ～ 100mg。

28. 先天性胫骨假关节患儿术后补钙不会引起泌尿系统结石

补钙不仅不会形成尿路结石，而且还能减少患尿路结石的概率。草酸钙是泌尿系结石的常见成分。草酸钙结石的形成最关键的是草酸而不是钙。草酸钙结石患儿不但不应限制钙的摄入，还应补充一定量的钙，用补充的钙与食物中的草酸发生反应，生成草酸钙，减少肠道中的草酸量，通过经常吃富含钙的食品，减少肾结石发生，所以补钙不会形成尿路结石。预防尿路结石的正确方法是少吃草酸含量高的食物，如菠菜、甘蓝、草莓、花生、核桃、巧克力、浓茶、可乐等食物，多吃含钙量高的食物或补充钙制剂，摄取足够的钙来消除草酸带来的隐患，抑制草酸钙结石的产生，同时，保证身体对钙的需要量。

29. 先天性胫骨假关节患儿术后的饮食禁忌

先天性胫骨假关节患儿术后饮食按"由少到多，由稀到稠，由简单到多样，循序渐进，少吃多餐"的方案进食，原则上没太多禁忌，但应注意以下几点：

（1）忌刺激性食物

避免在胃肠道功能未完全恢复之前，即肛门未排气前（术后 1～3 天）进食生、冷、难消化的食物及辛辣刺激性食物。例如冰冷及辛辣的食物刺激胃肠道可引起胃肠道痉挛，出现腹痛、恶心、呕吐等不适。

（2）忌盲目补充钙质

钙是构成骨骼的重要原料，有人以为骨折以后多补充钙质能加速断骨的愈合。但科学研究发现，增加钙的摄入量并不会加速断骨的愈合，长期卧床的骨折病人，还有引起血钙增高的潜在危险，同时还可伴有血磷降低。

患儿需遵照医嘱适量补钙，同时加强功能锻炼和尽早活动，才能更好地促进术后恢复，可以依照前一节内容中提到的科学补钙方法补充。因此，盲目地补充钙质，并无裨益。

（3）忌偏食

先天性胫骨假关节术后病人，需要充足的营养素、均衡的膳食，但不能偏食。动物蛋白与植物蛋白应合理搭配补充，多进食蔬菜、水果，才能更好地促进术后恢复。科学饮食需遵照医嘱，多与医生交流。

（4）忌食难消化的食物

先天性胫骨假关节术后的患儿因长期卧床休息，加上伤处肿痛，精神忧虑，因此食欲往往不振，容易出现便秘。此时饮食搭配既要营养，又要容易消化吸收及利于通便，忌食山芋、糯米等易胀气或难消化食物，宜多吃水果、蔬菜。

（5）忌少喝水

先天性胫骨假关节术后，患儿行动十分不便，监护人往往尽量让患儿少喝水，以减少小便次数。此时患儿卧床休息活动少，肠蠕动减弱，饮水减少，就很容易引起大便秘结；再者，长期卧床，小便减少或潴留，也容易诱发尿路结石和泌尿系感染，因此要鼓励患儿多饮水，可以达到 $100 \sim 150 \text{mL/kg} \cdot \text{d}$ 饮水量。

30. 孩子出现这些情况要及时来医院复查

（1）外固定支架出现松动或断针。

（2）患肢皮肤出现红肿、针道处可见异常渗出液，或者孩子出现不明原因发热。

（3）患肢出现异常疼痛。

（4）有肢体成角、关节挛缩及活动障碍，双腿长短差异明显时。

（5）X线检查发现假关节长期未愈合，有骨质疏松与萎缩状况。

（6）术后至孩子成年以前应定期复查。

（7）有任何涉及假关节相关的疑问不能获得有效解决时，应来院复查。

31. 如何准确描述孩子的病情

就诊或复诊时向医生描述孩子的病情应主要介绍以下几个方面的情况：

（1）患儿有无明显不适，如疼痛、发热以及其他症状。

（2）外固定支架有无松动；手术切口与针道处有无红肿、渗液；有无气味、肢体有无肿胀、有无骨折等。

（3）医师要求患儿进行的关节训练情况及范围，日常活动安全性如何。

（4）佩戴支具后有无皮肤破溃等不适，以及大小长度是否合适。

（5）患儿行走步态有无异常，双下肢是否长度相等。

（6）是否有X光片检查。

此外，描述患儿病情时，应准确地回答医师询问的问题，如医师问"外固定有无松动？"家长需明确回答"有"或"无"。如有松动，说出松动的部位，以及何时发生松动的。

患者出院回家期间如果有过外院治疗经过，一定要告知医师，为医师准确判断治疗效果及矫形方案提供依据。

32. 不能来院复查的孩子需要寄这些资料到医院

因先天性胫骨假关节属罕见病例，手术后孩子情况较为复杂，来院面诊有利后续治疗和康复。手术后孩子如果无特殊情况须定期来医院复查，如果因路途遥远，或确有困难无法每次都来医院复查者，请家长准备好这些资料寄来医院复查：

（1）患儿姓名，住院号。

（2）注明手术的时间。

（3）患儿双小腿的大体照片及测量的小腿长度，必要时可能需要按医师要求录制患肢膝关节的关节活动视频和步态视频。

（4）近期双侧胫腓骨的正、侧位片。

典型案例分享

典型病例

姓名：杨××

性别：女

年龄：2 岁 10 个月

诊断：左侧先天性胫骨假关节（在外院进行两次手术）

手术时间：2008 年 8 月

手术名称：左侧胫骨假关节切除 + 经足踝髓内棒固定 + 自体髂骨移植 + 伊氏架外固定 + 胫骨近端截骨逐渐延长术

术 前

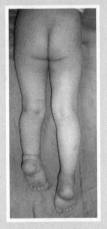 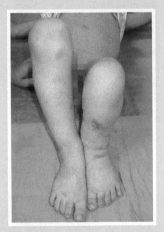

术前大体照

术　后

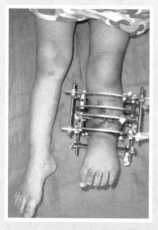

术后 1 个月外固定支架固定

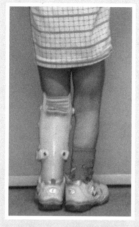

术后 6 个月支具保护
（背面）

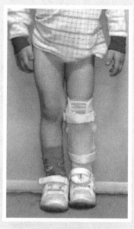

术后 6 个月支具保护
（正面）

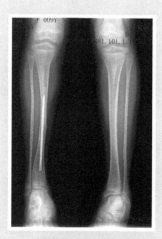

术后 7 年 X 线检查
（正位片）

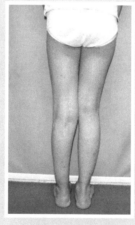

术后 10 年大体照
（背面）

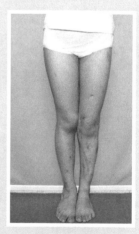

术后 10 年大体照
（正面）

典型病例 ②

姓名：王××

性别：女

年龄：2 岁

诊断：右侧先天性胫骨假关节

手术时间：2008 年 7 月

手术名称：右胫骨假关节切除 + 自体髂骨移植术 +

髓内棒固定 + 伊氏架外固定术

术 前

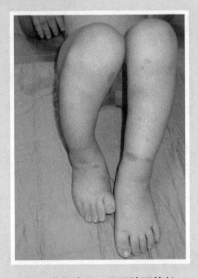

小腿成角畸形，双下肢不等长

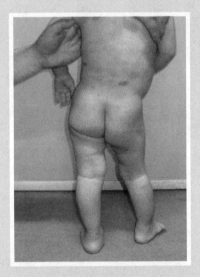

背部可见咖啡斑

术 后

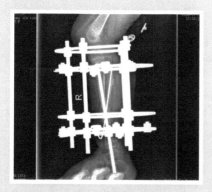

术后 4 个月 X 线检查（侧位片）

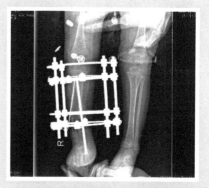

术后 4 个月 X 线检查（正位片）

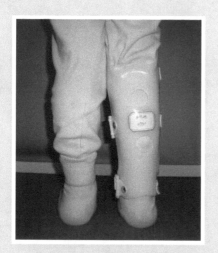

术后 6 个月支具保护（背面）

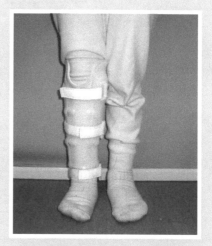

术后 6 个月支具保护（正面）

术　后

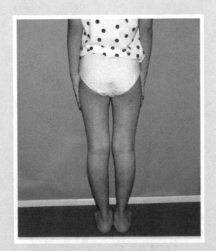

术后 7 年大体照（背面）

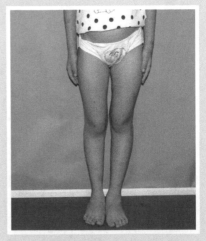

术后 7 年大体照（正面）

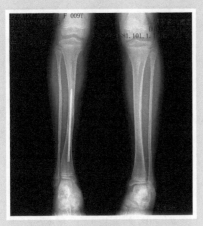

术后 8 年 X 线检查（正位片）

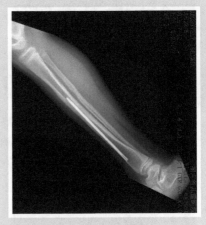

术后 8 年 X 线检查（侧位片）